Communicatie bij intake en voorlichting

••••••••••• AG 407-408

J. Glerum
N. Dorussen
O. Seebregts

Bohn Stafleu Van Loghum
Houten/Diegem 2000

COLOFON © 2000 Bohn Stafleu van Loghum, onderdeel van Springer Uitgeverij

Alle rechten voorbehouden. Niets uit deze uitgave mag worden verveelvoudigd, opgeslagen in een geautomatiseerd gegevensbestand, of openbaar gemaakt, in enige vorm of op enige wijze, hetzij elektronisch, mechanisch, door fotokopieën, opnamen, of enig andere manier, zonder voorafgaande schriftelijke toestemming van de uitgever.

Voor zover het maken van kopieën uit deze uitgave is toegestaan op grond van artikel 16b Auteurswet 1912 j° het Besluit van 20 juni 1974, Stb. 351, zoals gewijzigd bij Besluit van 23 augustus 1985, Stb. 471 en artikel 17 Auteurswet 1912, dient men de daarvoor wettelijk verschuldigde vergoedingen te voldoen aan de Stichting Reprorecht (Postbus 3051, 2130 KB Hoofddorp). Voor het overnemen van (een) gedeelte(n) uit deze uitgave in bloemlezingen, readers en andere compilatiewerken (artikel 16 Auteurswet 1912) dient men zich tot de uitgever te wenden.

ISBN-10: 90 313 3373 5
ISBN-13: 978 90 313 3373 8
NUR 891

Eerste druk, eerste oplage, 2000
Eerste druk, tweede oplage, 2003
Eerste druk, derde oplage, 2004
Eerste druk, vierde oplage, 2008

Grafische vormgeving en omslagontwerp: Studio Imago, Amersfoort
Foto's: Hans Oostrum, Den Haag

Kompas voor AG staat onder redactie van
H. Elling (AA)
J. van Amerongen (DA)
A. Reiffers (DA)

Met dank aan Cinop, Den Bosch, voor didactisch advies

Bohn Stafleu van Loghum
Het Spoor 2
Postbus 246
3990 GA Houten

www.bsl.nl

Inhoud

1	Professionele houding van de dokters-assistente	7
1.1	Inleiding	8
1.2	Visitekaartje	8
1.3	Factoren die je houding beïnvloeden	8
1.4	Telefoongesprekken kort houden	9
1.5	Conclusie	10
2	Intake en hulpvraag	11
2.1	Inleiding	11
2.2	De anamnese	12
2.3	Hoe wordt de hulpvraag gesteld	13
2.4	Een vraag achter een vraag	13
2.5	Conclusie	15
3	Patiëntgericht werken	17
3.1	Inleiding	17
3.2	De regels van de praktijk	18
3.3	Verantwoordelijkheid van de patiënt	19
3.4	'Zorg op maat'	20
3.5	Conclusie	21
4	Voorlichting	23
4.1	Voorlichting en intake	23

4.2	Aandachtspunten vanuit de patiënt	24
4.3	Aandachtspunten vanuit de assistente	25
4.4	Conclusie	26
5	Evaluatie	27
5.1	Wanneer evalueren	27
5.2	Hoe evalueren	28
5.3	Conclusie	29
6	Zelfstandig handelen met behulp van een protocol	31
6.1	Werken volgens protocol	31
6.2	Onderhandelen met de patiënt	32
6.3	Grenzen aangeven	33
6.4	Conclusie	34
7	De patiënt met chronische aandoeningen	35
7.1	Chronische patiënten	36
7.2	Elk nieuw gesprek is een intakegesprek	36
7.3	Hoe reageren patiënten op hun chronische aandoening	37
7.4	Begeleiding en verantwoordelijkheid van de patiënt	37
7.5	Verantwoordelijkheid van de assistente	38
7.6	Voorlichting geven	38
7.7	Groepsvoorlichting	39
7.8	Conclusie	40

8	De assistente en het eigen spreekuur en preventieve activiteiten	41
8.1	Het eigen spreekuur en preventieve activiteiten	41
8.2	Voorbereiding van een eigen spreekuur	42
8.3	Keuzen maken in voorlichting	43
8.4	Verantwoordelijkheid en eigen grenzen stellen	44
8.5	Conclusie	45
9	Hulpvragen met een mogelijk spoedeisend karakter	47
9.1	Emoties bij acute situaties	47
9.2	Voorlichting bij acute situaties	49
9.3	Conclusie	50
	Register	51

Professionele houding van de doktersassistente

HOOFDSTUK 1

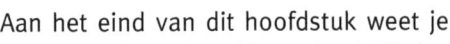

Aan het eind van dit hoofdstuk weet je
- hoe je de patiënt klantvriendelijk benadert
- hoe je een patiënt correct ontvangt
- hoe je een telefoongesprek kort houdt
- wat een beroepshouding inhoudt
- wat een representatieve houding inhoudt

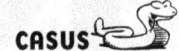

Te laat voor een visite?
Het is 11.10 uur. De visites in de praktijk van dokter Ter Stege kunnen tussen 8.00 en 11.00 uur aangevraagd worden. De assistente van dokter Ter Stege heeft net een aanvaring met een patiënt gehad als de telefoon gaat. De assistente neemt wat kortaf de telefoon aan en krijgt mevrouw Verhey te spreken die aarzelend om een visite voor die dag vraagt. De assistente reageert korzelig en zegt dat visites vóór 11.00 uur aangevraagd moeten zijn. Mevrouw Verhey wil niet uitleggen dat ze zich verslapen heeft, omdat het dochtertje van drie jaar oud haar een deel van de nacht wakker heeft gehouden. Haar dochter heeft hoge koorts en spuugt veel.

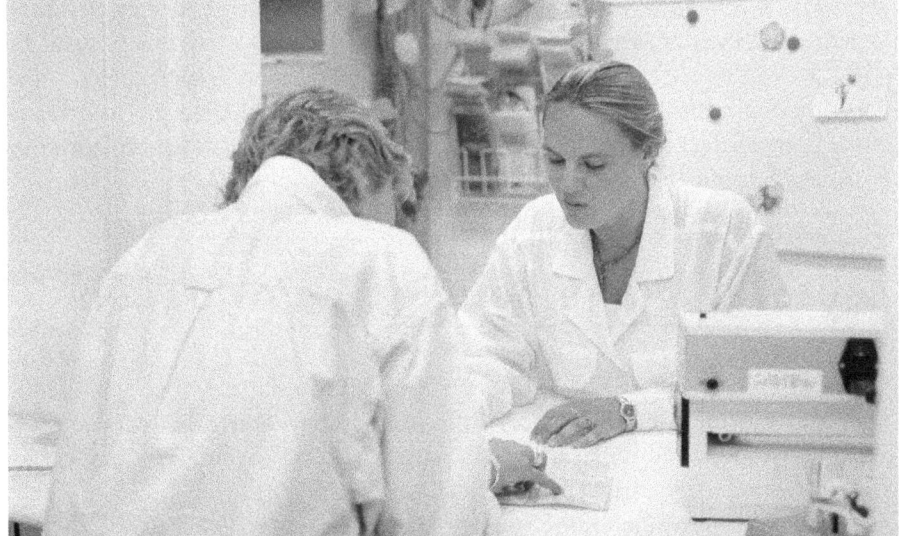

Figuur 1 Nu ook nog de telefoon...

Voorbereiding

- Bedenk wat je zelf (bewust of onbewust) verwacht van de doktersassistente, als je als patiënt naar de huisartspraktijk belt.
- Bedenk voor jezelf wat je eigen vriendelijke houding kan beïnvloeden. Zoek zo veel mogelijk redenen. Bespreek het na met iemand die jou goed kent; heb je alle redenen gevonden of zie je wat over het hoofd?

1.1 Inleiding

KLANTVRIENDELIJK

Een assistente zal zich tegenover de patiënten altijd 'klantvriendelijk' moeten gedragen. Dat betekent dat de kwaliteit van je dienstverlening optimaal moet zijn. In de verschillende hoofdstukken van de inleiding zullen allerlei onderdelen die met de kwaliteit te maken hebben, aan bod komen. In ieder geval worden bedoeld een beroepshouding, respect tonen voor de patiënt, actief kunnen luisteren, vragen stellen, voorlichting geven, patiëntgericht werken.

1.2 Visitekaartje

Behalve aan de balie heeft de assistente veel gesprekken aan de telefoon. De patiënten vragen om afspraken, recepten, visites, advies of soms alleen een geruststellende opmerking. Het is belangrijk je te realiseren dat je een visitekaartje van de praktijk bent, want iedere patiënt zal eerst de assistente te spreken krijgen. De contacten met patiënten zullen over het algemeen prettig verlopen

VRIENDELIJK

als je hen vriendelijk te woord staat. Het belangrijkste doel van deze houding is dat elke patiënt zich uitgenodigd zal voelen om zijn of haar verhaal te doen. In de eerste fase van een gesprek begroet je de patiënt (aan de balie kijk je de persoon aan) en zorg je dat je met je aandacht bij het gesprek bent.
Dit is ook van belang als je de ander de ruimte wilt geven om iets te zeggen.

REPRESENTATIEF

Daarnaast is een representatieve houding belangrijk. Wat houdt dat in? Dat je je gedraagt als vertegenwoordigster van de praktijk waar je werkzaam bent. De wijze waarop men gewend is patiënten aan te spreken en te behandelen, moet voor jou een richtlijn zijn voor je eigen houding. De kleding die je draagt is ook een onderdeel van deze representatieve houding, evenals een verzorgd uiterlijk en een opgeruimde balie.

1.3 Factoren die je houding beïnvloeden

Waarschijnlijk zal het in de praktijk niet altijd lukken om een vriendelijke houding aan te nemen. Er zijn factoren die je houding kunnen beïnvloeden. Uit het praktijkvoorbeeld blijkt al, dat de assistente kortaf is omdat ze een aanvaring met een andere patiënt heeft gehad.
Het kan ook zijn dat de drukte van de praktijk je soms wat veel wordt: de telefoon staat niet stil en er staan alweer drie mensen aan je balie te wachten. Of je hebt slecht geslapen en bent niet uitgerust aan het werk gegaan.

1 Professionele houding van de doktersassistente

Een beroepshouding houdt in dit geval in, dat je je eigen gevoelens even opzij zet en elke patiënt opnieuw vriendelijk te woord staat. Zoals hiervoor al is geschreven: de ander moet zich uitgenodigd voelen om zijn of haar verhaal te doen.

Daarnaast lijkt het vanzelfsprekend om patiënten te begroeten en aandacht te geven. Toch gebeurt dit in de praktijk lang niet altijd. Er zijn genoeg redenen te bedenken waarom je niet helemaal met je aandacht bij een gesprek bent: je schrijft intussen een recept voor een patiënt, of je kijkt iets na op het beeldscherm. Beter is de patiënt aan te kijken en te begroeten. Vervolgens geef je aan wat je aan het doen bent en wanneer al je aandacht voor de patiënt is. De patiënt weet dat hij of zij gezien is en dat er zo tijd is.

BEROEPSHOUDING

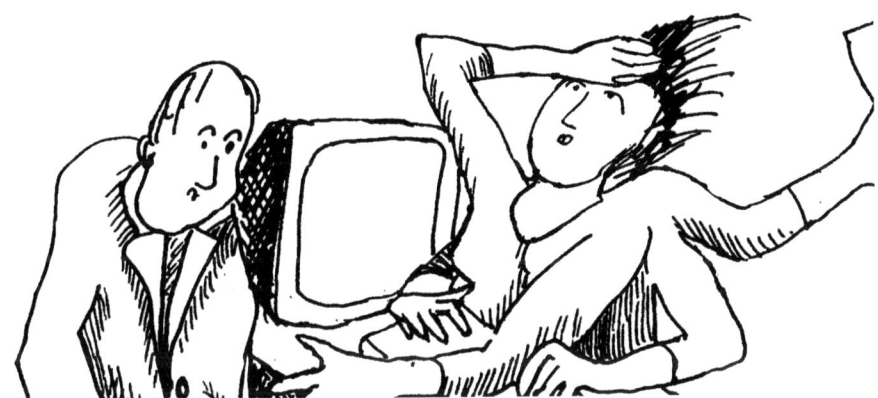

Figuur 2 Factoren die je houding beïnvloeden.

1.4 Telefoongesprekken kort houden

BEROEPSHOUDING

De doktersassistente heeft de meeste contacten aan de telefoon. Elke patiënt moet de praktijk telefonisch kunnen bereiken. Een beroepshouding betekent in dit geval dat je de gesprekken die je voert zo kort mogelijk houdt. De assistente heeft de verantwoording voor het vrij houden van de telefoonlijn. In het ideale geval wordt de vraag gesteld en het antwoord gegeven en beide partijen hangen weer op. In de praktijk zal blijken dat het niet altijd zo werkt.
Er zijn verschillende voorbeelden van gesprekken die onderbroken kunnen worden

- Een patiënt stelt een vraag, het antwoord is gegeven en de patiënt wil graag nog doorpraten. Onderbreken kan op verschillende manieren.
  Direct: 'het spijt met dat ik dit gesprek moet onderbreken, maar ik wil de telefoon niet te lang bezet houden'.
  Indirect: door het verhaal van de ander samen te vatten, te herhalen wat de gemaakte afspraken zijn en proberen tot een afronding te komen.
- Lange verhalen van patiënten, terwijl niet duidelijk wordt wat deze wil. Dit kun je rechtstreeks onderbreken: 'wat is uw vraag precies?'
  Gesloten vragen stellen (vragen waar je alleen met ja of nee op kunt antwoorden), zodat je duidelijk richting kunt geven aan het gesprek.
- Het verhaal van een patiënt waarvoor je tijd en aandacht nodig hebt. Als dit gesprek plaatsvindt tijdens te grote drukte, is het moeilijk geduldig te luisteren.
  Direct onderbreken, de patiënt zeggen dat je op een later tijdstip zult terugbellen, bijvoorbeeld als je niet veel telefoontjes verwacht.

- Een verhaal van een patiënt waarbij je het idee hebt dat het beter is als de dokter het hoort.
  Direct onderbreken en verwijzen naar het telefonisch spreekuur, of aangeven dat de dokter contact met de patiënt op zal nemen.

Vragen en opdrachten

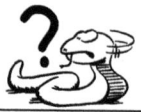

1. Wat houdt een klantvriendelijke benadering in?
2. Wat valt allemaal onder de professionele beroepshouding van de doktersassistente?
3. Voer met een klasgenoot een aantal telefoongesprekken. Het doel van het gesprek moet zijn dat je leert hoe je het gesprek het beste kan onderbreken. Een andere klasgenoot kan het rollenspel observeren en er een reactie op geven.
   In 1.4 kun je situaties terugvinden waarin een onderbreking gewenst is.
4. Omschrijf hoe je verwacht dat je zelf patiënten correct zult ontvangen. Wat zullen je sterke kanten zijn? En wat je zwakke kanten?

1.5 Conclusie

Als je patiënten vriendelijk benadert, zullen deze zich uitgenodigd voelen om hun verhaal te vertellen. Je bent het visitekaartje van de praktijk.

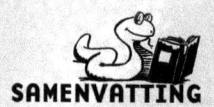
SAMENVATTING

Bij optimale kwaliteit van dienstverlening hoort een klantvriendelijke benadering. Ook een professionele houding is hierbij van belang. Het doel is dat de patiënten zich uitgenodigd voelen om hun verhaal aan de assistente te vertellen.
De assistente is het eerste aanspreekpunt van de praktijk. Ze moet vriendelijk en representatief zijn. Er zijn meerdere factoren die een vriendelijke houding kunnen verhinderen. Vanuit de beroepshouding zal de assistente echter steeds weer moeten proberen de patiënt vriendelijk te benaderen.
Voor de bereikbaarheid van de praktijk is het nog van belang dat de telefoonlijn niet te lang bezet blijft. Er zijn meerdere mogelijkheden om een gesprek dat te lang gaat duren te onderbreken.

Intake en hulpvraag

HOOFDSTUK 2

Aan het eind van dit hoofdstuk weet je
- hoe je de relatie tussen de wijze waarop de patiënt een ziekte beleeft en diens hulpvraag herkent
- hoe je de hulpvraag van de patiënt verheldert
- hoe je actief kunt luisteren
- wat een intakegesprek inhoudt

> **Zit er meer achter?**
> Een man van zeventig jaar oud belt ongerust op, omdat zijn vrouw vannacht gehoest heeft. Hij vraagt of hij een verwijskaart kan krijgen, omdat hij wil dat er een longfoto van zijn vrouw wordt gemaakt.
> De assistente vraagt door over de hoestklachten van de vrouw en het lijkt erop dat het slechts om een kriebelhoest gaat. De assistente vindt het opvallend dat de man zo ongerust is en benoemt dit ook. Dit geeft de man de gelegenheid om te vertellen dat zijn broer een maand geleden aan longkanker is overleden en dat alles begon met wat hoesten.
> Dit maakt veel duidelijk aan de assistente.

Voorbereiding

1 Wat wordt de assistente in de casus duidelijk?
2 Probeer door middel van kleine interviews eens uit te zoeken wat jijzelf, je familieleden of mensen in je directe omgeving precies verstaan onder:
  a   niet lekker zijn;
  b   het niet meer zien zitten;
  c   ontzettend ziek zijn.
Vraag ook wat mensen in bovengenoemde gevallen doen en vergelijk alle antwoorden met elkaar. Zijn er verschillen?

Inleiding

2.1 INTAKE

Zodra een patiënt zich meldt (hetzij aan de telefoon, hetzij aan de balie) voer je als assistente steeds opnieuw een intakegesprek. Je verdiept je in een patiënt en concentreert je op de hulpvraag. Het doel van een intake is, dat je beoor-

deelt hoe de binnengekomen hulpvragen behandeld moeten worden.
Gaat het om een hulpvraag met spoed? Dan moet deze met voorrang behandeld worden. Gaat het om een afspraak voor het spreekuur? Beoordeel of het een consult van 5 of 10 minuten is, of eventueel een afspraak voor een dubbel consult. Gaat het om een advies voor een kleine aandoening? Dan kun je dit vaak meteen geven.

2.2 De anamnese

ANAMNESE

Voordat je kunt beoordelen welk beleid je gaat volgen bij de binnengekomen hulpvraag, neem je een anamnese af bij de patiënt. Dit betekent dat je relevante vragen stelt. Hierbij is de medische kennis noodzakelijk en kun je gebruik maken van telefoonkaarten of protocollen waarop het beleid voor bepaalde ziektebeelden staat.
Let erop dat vage uitlatingen van de patiënt je helder worden. Bijvoorbeeld: 'ik ben niet zo lekker' wordt bij het doorvragen: 'ik ben sinds 3 dagen misselijk, daarom kan ik geen eten binnen houden en heb ik waterdunne diarree'.
Aan het begin van de anamnese kun je het beste open vragen stellen (die beginnen meestal met wat, waar, hoe en waarom) zodat de patiënt zelf de richting aan het gesprek kan geven. Als de richting van het gesprek duidelijk is, kun je verder gaan met het stellen van gesloten vragen (vragen waar je alleen met ja of nee op kunt antwoorden). Als je te snel begint met het stellen van gesloten vragen, ben je als assistente soms lang bezig voor je in de goede richting vraagt.
Vergelijk de volgende twee gesprekjes maar:

1   Ass: 'Heeft u koorts?'
     Man: 'Nee'
     Ass: 'Heeft u diarree?'
     Man: 'Nee'
     Ass: 'Kunt u goed eten en drinken?'
     Man: 'Ja'
     Ass: 'Kunt u goed slapen?'
     Man: 'Nee'

2   Ass: 'Waar heeft u last van?'
     Man: 'Ik slaap erg slecht'
     Ass: 'Welke klachten heeft u daarvan?'
     Man: 'Ik heb erge hoofdpijn en kan me niet meer concentreren'

LUISTEREN

Een belangrijke vaardigheid bij het afnemen van de anamnese is luisteren. Het actief luisteren is in katern 301 al aan de orde geweest: vat samen wat de patiënt je heeft verteld, benoem onderliggende gevoelens en suggesties. Bij onduidelijkheden vraag je door. Als de patiënt beaamt dat je hem of haar goed begrepen hebt, kun je beoordelen wat in deze situatie nodig is.

2 Intake en hulpvraag

Hoe wordt de hulpvraag gesteld

2.3

Elke patiënt zal de hulpvraag op zijn of haar eigen wijze verwoorden. Het ligt eraan wat het probleem is, hoe iemand de situatie ervaart, hoe dringend men vindt dat de hulp of het onderzoek van de dokter gewenst is.
Dit noemt men de subjectiviteit van de ziektebeleving. Waar de ene patiënt pas contact met de dokter opneemt omdat er sprake is van een longontsteking, zal de andere patiënt al aan de bel trekken als hij een kriebelhoestje voelt.
Ieder mens heeft een eigen hoeveelheid kracht, om de lasten die zich aandienen in het leven te kunnen hanteren. Zolang deze kracht groter blijft dan de last, zal alles goed gaan. Zodra de lasten groter worden dan de kracht, zal het mis gaan. Je zegt dan: de draaglast overschrijdt de draagkracht.
Daarom kun je als assistente nooit voor een patiënt bepalen hoe erg hij of zij de klacht moet vinden. Je weet immers niet hoeveel draagkracht iemand nog heeft en hoeveel draaglast zich al heeft voorgedaan. Je hebt geen oordeel over de hulpvraag. Je luistert actief naar de patiënt, zodat de hulpvraag zo duidelijk mogelijk kan worden gesteld vanuit de beleving van de patiënt.
In hoofdstuk 1 is de beroepshouding van de assistente al aan de orde geweest. Wat ook bij deze houding hoort, is het accepteren en respecteren van de patiënten, waarbij je je invoelend (empathisch) opstelt.

ZIEKTEBELEVING

DRAAGLAST
DRAAGKRACHT

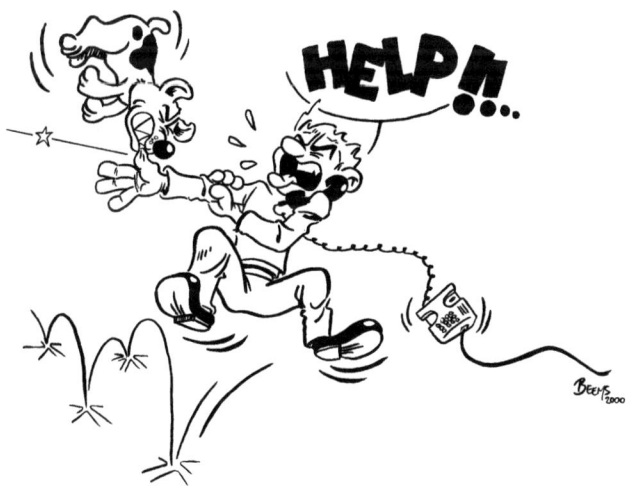

Figuur 3 Help!

Een vraag achter een vraag

2.4

Je kunt een gesprek pas afronden, als je begrepen hebt wat de patiënt wil. Het kan duidelijk worden dat een patiënt een recept of een afspraak wil of misschien heeft iemand behoefte om even te praten.
Lastiger wordt het als er een vraag wordt gesteld, waar eigenlijk een andere vraag achter zit.
Voorbeeld: een moeder belt voor haar twaalf weken oude baby. De baby is neusverkouden en heeft moeite de fles leeg te drinken, omdat hij dan in ademnood komt. De vrouw vraagt of er neusdruppels voor kleine baby's zijn. De assistente hoort dat de vrouw wat paniekerig klinkt. Het gesprek verloopt als

volgt:

Ass: 'U vraagt om neusdruppels voor uw zoontje omdat hij in ademnood komt tijdens het drinken van de fles. Klopt het dat u zich ongerust maakt over die ademnood?'

Vrouw: 'Ja, ik ben bang dat hij stikt tijdens het drinken en ik ben uren in de weer om hem de fles leeg te laten drinken. Ik slaap 's nachts nog maar een paar uur en ik zie het eigenlijk even niet zitten.'

Ass: 'Wat ziet u niet meer zitten?'

Vrouw: 'Om alleen nog maar bezig te zijn met eten geven, ik moet ook bij kunnen slapen anders houd ik dit niet vol.'

Ass: 'Dus u komt op het moment slaap tekort, u bent moe en ongerust. U bent bang dat u de zorg voor uw baby op deze manier niet volhoudt.'

Vrouw: 'Ja, dat klopt.'

Ass: 'Zal ik u een afspraak met de dokter geven? Dan kunt u met hem even alles op een rijtje zetten. Misschien weet de dokter iets voor uw situatie, het lijkt me dat u wat ondersteuning kunt gebruiken.'

Vrouw: 'Ja, dat is goed.'

Uit dit voorbeeld blijkt, dat het actief luisteren wordt gebruikt om zo goed mogelijk te horen wat de vrouw te vertellen heeft. Het gaat om een probleem dat hier en nu aan de orde is.

Er zijn ook vragen achter vragen die niet om zo'n concreet probleem gaan. Wat denk je bijvoorbeeld van een patiënte die steeds met klachtjes belt waar geen doktersbehandeling voor nodig is? Het zou in dit geval een vraag om aandacht kunnen zijn. Ook al is medisch handelen niet noodzakelijk, het is wel van belang dat dit aan de arts wordt doorgegeven.

Regelmatig terugkerende klachten over hoofdpijn kunnen wijzen op andere, onderliggende zaken, zoals stress op het werk, relatieproblemen, oogklachten, hersenaandoeningen, enzovoort.

Vragen en opdrachten

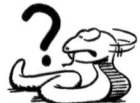

5. Wat is het doel van een intakegesprek?
6. Kun je in je eigen woorden uitleggen wat wordt bedoeld met de subjectiviteit van de ziektebeleving?
7. Wat betekenen de termen draagkracht en draaglast?
8. Als je naar iemand luistert, hoe pas je het actief luisteren dan toe?
   Kun je een voorbeeld geven van een gesprek dat heeft plaatsgevonden?
9. Kun je een voorbeeld geven van een verhaal van iemand, waar je totaal geen begrip voor op kon brengen? Bespreek dit samen met iemand. Het doel van het gesprek moet zijn in hoeverre jij een ander in zijn waarde weet te laten.

Conclusie

2.5

De hulpvraag wordt duidelijk door middel van actief luisteren. Actief luisteren biedt de mogelijkheid om de hulpvraag vanuit de beleving van de patiënt te begrijpen en om een eventuele vraag achter de vraag te achterhalen.

SAMENVATTING

> Het doel van een intakegesprek is, te beoordelen hoe de binnengekomen hulpvraag moet worden behandeld. Het actief luisteren is hierbij van belang. Door actief te luisteren concentreert de assistente zich op de wijze waarop de patiënt de hulpvraag verwoordt. Een assistente kan niet bepalen hoe erg een patiënt zijn of haar klacht moet vinden. Dit heeft te maken met de hoeveelheid draagkracht die een patiënt heeft en hoeveel draaglast zich al heeft voorgedaan. Elke patiënt wordt hierin gerespecteerd en geaccepteerd.
> Door actief te luisteren krijgt de assistente ook de gelegenheid een eventuele vraag achter een vraag te achterhalen.

AG 407-408 Communicatie bij intake en voorlichting

Patiëntgericht werken

HOOFDSTUK 3

LEERDOELEN

Aan het eind van dit hoofdstuk weet je
- hoe je respect en begrip toont voor de praktijkorganisatie
- hoe je een patiënt betrekt in het nemen van zijn eigen verantwoordelijkheid
- wat een patiënt in een bepaalde situatie nodig heeft
- waarom je hebt gekozen voor een beleid en kun je dat verantwoorden
- wat patiëntgericht werken inhoudt

CASUS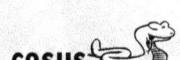

De praktijk kent regels
Het is 15.45 uur wanneer René Klaassen belt naar de praktijk om een afspraak te maken. Hij heeft sinds twee weken last van zijn rug en wil vandaag nog door een arts gezien worden. De assistente legt hem uit dat hij voor 12.00 uur moet bellen om voor dezelfde dag een afspraak te maken en dat de huisarts om deze tijd bij patiënten visites aflegt. René wordt boos en zegt dat hij speciaal eerder van zijn werk is thuis gekomen. Wanneer de assistente hem een afspraak aanbiedt voor de volgende ochtend, reageert hij kwaad en zegt dat hij het dan nog wel even aankijkt.

Voorbereiding

- Een praktijkfolder is bedoeld om de patiënten op de hoogte te brengen van de regels en afspraken binnen een praktijk. Vraag aan je huisarts of hij gebruik maakt van een praktijkfolder. Ga er een halen en lees hem goed door.
- Denk jij dat je goed zakelijk en tegelijk vriendelijk aan een patiënt kunt vertellen dat hij toch echt voor 12.00 uur moet bellen voor een afspraak voor dezelfde dag? Bespreek dit in een groepje en speel zo'n situatie met elkaar om te ontdekken waar je tegen aanloopt.
- Krijgt René Klaassen een afspraak? Geef argumenten om hem die toch te geven.

Inleiding

3.1

PATIËNTGERICHT

Om op een juiste manier patiëntgericht te werken, zul je rekening moeten houden met verschillende aspecten. Je zult op de juiste manier een balans moeten zoeken tussen de wensen van de patiënt en de regels van de praktijkorganisatie. Door te onderhandelen met de patiënt moet je proberen tot een beleid te komen waar de patiënt tevreden mee is, maar waar jij ook achter staat. Dit moet je doen met inachtneming van de regels van de praktijk waar je werkzaam bent.

3.2 De regels van de praktijk

PRAKTIJK-ORGANISATIE

Om de praktijkorganisatie goed te doen verlopen, zul je je behalve zakelijk ook consequent moeten opstellen.
Het is belangrijk, zelfs een vereiste, dat je samen met de huisarts afspraken maakt over de organisatie, zodat je tegenover de patiënten altijd op één lijn zit. Er kan een situatie ontstaan, waarin de patiënt geen begrip kan opbrengen voor de praktijkregels. De huisarts moet dan achter jou staan.

PRAKTIJKREGELS

Wanneer de patiënten de praktijkregels kennen, zullen ze er in de meeste gevallen rekening mee houden. Het komt echter voor dat de patiënt zijn eigen situatie belangrijker vindt dan hoe de praktijk geregeld is. 'Ik ben rond 13.00 uur in de buurt van de praktijk, kan ik dan de dokter even spreken?'
'Ik heb al weken last van pijn in mijn rug!'
Hoewel het voor de patiënt goed uitkomt, zul je toch consequent moeten zijn door niet af te spreken.
Laat je de patiënt voor deze ene keer toch komen op dit tijdstip, dan lukt het je de volgende keer niet meer om met de patiënt te onderhandelen over de praktijkregels.
Je legt vriendelijk uit aan de patiënt dat de arts op dit tijdstip lunchpauze heeft, maar biedt hem tegelijk andere tijdstippen aan. Je gaat onderhandelen. Door botweg te weigeren zorg je ervoor dat de patiënt waarschijnlijk niet meer ingaat op andere opties.

FLEXIBEL

Je moet naast zakelijk en consequent ook flexibel zijn en af kunnen wijken van de praktijkregels, maar alleen om goede redenen die je kunt verantwoorden. Denk bijvoorbeeld aan oudere mensen die moeilijk ter been zijn, of een vrachtwagenchauffeur die alleen vrijdagmiddag thuis is.
Het kan voorkomen dat er om 16.00 uur een moeder binnen komt lopen met een kind in de arm dat net is gevallen. Het meisje heeft een gat in het hoofd en dat zal moeten worden gehecht. Je zult de huisarts moeten oppiepen en vragen of hij terug kan komen naar de praktijk om de wond te hechten.
De huisarts moet erop kunnen vertrouwen dat jij op de juiste manier afweegt wanneer er afgeweken wordt van de praktijkregels. Wanneer je twijfelt, zul je moeten overleggen met de huisarts. Op deze manier ontstaat er een goede samenwerking tussen jou en de huisarts.

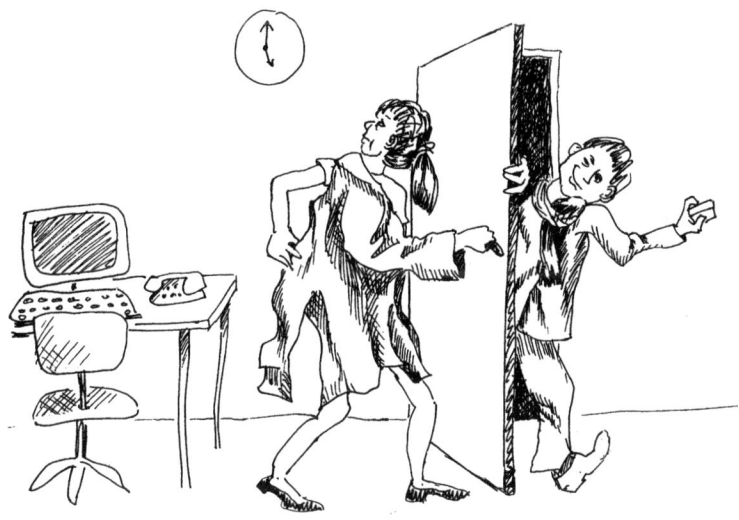

Figuur 4   Kan het nog?

Verantwoordelijkheid van de patiënt   3.3

EIGEN VERANT-WOORDELIJKHEID

Niet alleen de assistente is verantwoordelijk voor het vaststellen van de hulpvraag en het hierop gekozen beleid, maar de patiënt heeft ook zijn eigen verantwoordelijkheid.
Je mag de patiënt betrekken in het nemen van zijn eigen verantwoordelijkheid. In veel situaties kun je proberen rechtstreeks te vragen aan de patiënt wat hij nu echt wil. 'U heeft een aantal vragen/klachten; wat is uw belangrijkste klacht?' Wanneer een patiënt bij elke suggestie van de kant van de assistente nee zegt, kun je vragen 'wat verwacht u van mij?'. Dit is vooral van belang bij patiënten die de hele behandeling al in hun hoofd hebben en wachten tot de assistente het 'goed geraden' heeft.
Ook bij praktische problemen zoals het geen vervoer hebben om naar de praktijk te komen, heeft de patiënt zijn eigen verantwoordelijkheid. Wanneer je het medisch verantwoord vindt dat de patiënt naar de praktijk kan komen, zal de patiënt zelf een oplossing moeten vinden om naar de praktijk te komen.
Dit geldt ook bij het maken van een afspraak. Als assistente bied je de mogelijkheden aan vanuit de praktijkorganisatie, zodat een patiënt een afspraak kan maken die ook hem goed uitkomt.
Als de patiënt op alle tijdstippen die de assistente heeft aangeboden, verhinderd is en daarom besluit om een dag later op het spreekuur te komen, is dit de verantwoording van de patiënt.

Bij problemen in het contact met de patiënt, heeft de patiënt ook zijn eigen verantwoordelijkheid. Overleg met de patiënt wat er niet goed is gegaan en of het in de toekomst kan worden voorkomen. Je kunt vragen aan de patiënt waarom hij niet tevreden was en wat hij ermee gaat doen. Hoe hij de volgende keer denkt te handelen en of hij de volgende keer rekening zal houden met de praktijkregels.

3.4 'Zorg op maat'

PATIËNTGERICHT

Door actief naar de patiënt te luisteren, geef je deze de gelegenheid zijn of haar verhaal te doen. Je bent op dat moment heel patiëntgericht bezig: wat heeft deze patiënt in deze situatie nodig?

Ga altijd na of het reëel is wat de patiënt vraagt. De patiënt kan een reden hebben voor zijn ongerustheid. Zelfs wanneer jij denkt dat de patiënt niet op het spreekuur hoeft te komen omdat de klachten wel meevallen. Zijn broer kan onlangs zijn overleden aan longkanker, of zijn vrouw wilt per se dat hij onderzocht wordt. In zulke gevallen kun je het beste een afspraak maken voor het spreekuur, zodat de patiënt de zorg krijgt die hij op dit moment nodig denkt te hebben.

Patiënten voelen het vaak als een belasting voor de arts wanneer ze die moeten storen. 'Wilt u vragen of de dokter vandaag tijd heeft om naar mijn man te komen kijken? Hij heeft al vijf dagen hoge koorts en hoest enorm. Hij eet en drinkt bijna niet meer, hij is gister 83 jaar geworden. Maar als de dokter het te druk heeft mag het ook wel morgen'.

Het is erg belangrijk dat je nu in de gaten hebt dat de arts vandaag moet gaan kijken. Ook al is het erg druk en de echtgenote aangeeft dat het ook wel morgen mag, zul je de arts vandaag een visite laten rijden. De echtgenote van de bejaarde man wil dit ook graag maar geeft het niet duidelijk aan.

Het kan ook gebeuren dat een visite wordt aangevraagd, terwijl jij denkt dat de patiënt heel goed naar de praktijk kan komen. Een bejaarde vrouw die nog goed ter been is en vlak bij de praktijk woont vraagt of de dokter wil komen. Ze heeft een eczeemplekje op haar arm en wil graag dat de dokter ernaar kijkt. Ze woont alleen en komt weinig buiten. Ze is niet ziek maar is toch ongerust over het 'plekje' op haar arm. Jij stelt haar voor om naar de praktijk te komen. Er zijn geen medische redenen voor dat de arts haar thuis bezoekt, en het is goed voor haar om even buiten te komen. Je kunt als argumenten gebruiken dat het je het leuk vindt haar weer eens te zien en het zal haar goed doen er even uit te zijn. Ook dit is zorg op maat.

Als doktersassistente heb je een belangrijke taak in het extra aandacht geven aan patiënten. Wanneer je weet dat de moeder van de patiënt die je aan de telefoon hebt onlangs is overleden, is het goed te vragen hoe het met hem is. Als er een pas bevallen moeder aan de balie staat voor een recept, roep je haar even naar de behandelkamer, zodat je rustig kunt vragen hoe het met haar en de baby is. Patiënten waarderen het wanneer je extra belangstelling toont.

Vragen en opdrachten

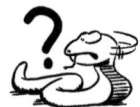

10. Leg in eigen woorden uit wat patiëntgericht werken inhoudt.
11. Bedenk een situatie waarin je de patiënt zou verwijzen naar de praktijkfolder.
12. Bedenk een situatie waarin je afwijkt van de praktijkregels en mee gaat met de wensen van de patiënt.

13. Oefen in groepjes een situatie waarin de assistente de patiënt wijst op zijn verantwoordelijkheid (en die stimuleert). Bestudeer zo nodig de stof uit katern 301: omgaan met patiënt en anderen in de beroepssituatie.
14. Bestudeer in katern 410 het hoofdstuk over de praktijkfolder.

PRAKTIJKVOORBEELD

Gerrie Platers is werkzaam als doktersassistente op de polikliniek Cardiologie in het Academisch ziekenhuis in Amsterdam. Het is een drukke middag en het spreekuur loopt tot 16.00 uur. De cardioloog gaat hiernaar zijn ronde doen op de verpleegafdelingen.

De laatste patiënt op het spreekuur is mijnheer Janssen. Hij komt voor de jaarlijkse controle. Het is echter 16.45 uur wanneer mijnheer Janssen zich meldt bij de balie. De cardioloog is al een half uur weg en Gerrie is bezig met opruimen. Mijnheer Janssen heeft zich een half uur in de tijd vergist. Op zijn afsprakenkaartje staat duidelijk 16.00 uur. Gerrie legt uit dat hij een nieuwe afspraak moet maken voor de volgende week. Mijnheer Janssen wordt erg boos en eist dat de cardioloog nog even tijd voor hem maakt. Gerrie besluit niet op zijn verzoek in te gaan omdat het zijn eigen fout is en hierdoor ook zijn eigen verantwoordelijkheid. Terwijl Gerrie een nieuwe afspraak maakt, kijkt mijnheer Janssen boos en verlaat kwaad de polikliniek met een nieuw afsprakenkaartje.

Ondanks dat het de fout van de patiënt zelf is, vindt Gerrie het niet prettig hoe het is gelopen. Ze gaat met een vervelend gevoel naar huis.

Conclusie

3.5

Bij patiëntgericht werken moet je rekening houden met een complex aantal factoren, waar eigenlijk geen vaste regels of uitgangspunten voor te geven zijn. Telkens zul je aan de hand van de gegeven situatie je beleid moeten bepalen.

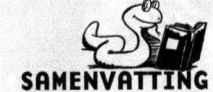
SAMENVATTING

Om de zorg die je geeft zo veel mogelijk af te stemmen op de behoeften van de patiënt en tegelijkertijd toch een werkbare situatie te houden is een aantal huisregels opgesteld voor de praktijk. Als doktersassistent moet je deze consequent toepasssen, maar er ook flexibel mee om kunnen gaan. Ook de patiënt heeft een eigen verantwoordelijkheid, hij zal duidelijk zijn wensen aan moeten geven. Dit wil niet zeggen dat je altijd op die wensen in moet gaan. Het tegengesteld reageren op de wens van de patiënt kan soms beter aansluiten bij de werkelijke zorgvraag van de patiënt.

AG 407-408 Communicatie bij intake en voorlichting

Voorlichting

HOOFDSTUK 4

Aan het eind van dit hoofdstuk weet je
- hoe je voorlichting geeft via de telefoon
- hoe je gemaakte keuzen bij intake en voorlichting kunt verantwoorden
- wat de mogelijkheden en beperkingen zijn van voorlichting geven via de telefoon

Heeft de patiënt het echt begrepen...
Mevrouw De Graaff belt naar de assistente van groepspraktijk 'het Centrum' met een aantal vragen over haar inhalator. Ze heeft enkele dagen geleden een nieuwe inhalator gekregen, en het gebruik is haar nog niet helemaal duidelijk. De assistente probeert haar zo goed mogelijk alles nog een keer uit te leggen, en gaat uitgebreid in op de vragen van mevrouw De Graaff. Toch blijft de assistente het gevoel houden dat mevrouw De Graaff het nog niet goed begrijpt.

Voorbereiding

- Kun je enkele redenen opnoemen waarom mevrouw De Graaff de uitleg misschien nog niet begrijpt?
- Kun je aangeven wat de assistente kan doen om ervoor te zorgen dat mevrouw De Graaff de uitleg wel begrijpt?
- Wat weet je van het geven van telefonische voorlichting? Bestudeer zo nodig de stof uit katern 302 *Preventie en voorlichting*.

Voorlichting en intake

4.1 VOORLICHTING

In katern 302 *Preventie en voorlichting*, is voorlichting als apart onderdeel al aan de orde geweest. Ook zijn daar enkele doelen van voorlichting geven behandeld. Het overdragen van kennis en het bereiken van gedragsverandering zijn twee van deze doelen, welke ook in dit katern weer terugkomen. Voorlichting geven is een aparte taak van de doktersassistente, maar komt ook veel voor in combinatie met de intake. Bij niet-ernstige stoornissen in de gezondheidszorg zul je de hulpvraag van de patiënt zelf afhandelen door het geven van voorlichting via de telefoon. Bijvoorbeeld bij het adviseren van een vader die belt voor zijn kind met koorts, kun je zelfstandig voorlichting geven. Je wilt dan een gedragsverandering bereiken, zodat de vader het kind zelf kan verzorgen, zonder hulp van de dokter. Als je bijvoorbeeld een uitslag door moet geven van een iets verhoogd cholesterolgehalte, is het niet direct nodig om een gedragsverandering te bereiken bij de patiënt. Veelal zal het dan voldoende zijn om informatie (= kennis) over te dragen aan de patiënt.

Bij spoedeisende gevallen waarbij de huisarts direct komt, zul je degene die belt de nodige voorlichting moeten geven over hoe te handelen tot aan het moment dat de huisarts ter plaatse is. Bijvoorbeeld bij het adviseren van een vrouw die belt voor haar man met pijn op de borst, zal de vrouw advies moeten krijgen over wat zij kan doen totdat de dokter komt.

TELEFONISCHE VOORLICHTING

De voorlichting bij de intake heeft één steeds weer terugkerend kenmerk, omdat het meestal telefonische voorlichting zal zijn. Bij telefonische voorlichting is de non-verbale communicatie voor een groot gedeelte afwezig. Je zult het moeten doen met wat je van de patiënt hoort. Belangrijke observatiepunten zoals lichaamshouding en gezichtsuitdrukking van de patiënt zijn afwezig. Bij voorlichting aan de balie, bijvoorbeeld bij vragen over een zwangerschapstest, moet je extra alert zijn op de privacy van de patiënt.

Met de arts of met anderen in de praktijk worden er afspraken gemaakt in welke gevallen je als assistente zelfstandig voorlichting mag geven. Als de patiënt duidelijk aangeeft geen voorlichting te willen, geef je geen voorlichting door de telefoon. Ook als de patiënt erop staat om de arts zelf te spreken zul je geen voorlichting kunnen geven. Bij gecompliceerde klachten, bij een bepaalde voorgeschiedenis, of als je niet zeker bent van het ziektebeeld, kun je ook geen telefonische voorlichting geven.

4.2 Aandachtspunten vanuit de patiënt

Allereerst zul je door middel van doorvragen en actief luisteren de hulpvraag helder moeten krijgen. Daarna zul je het beleid bepalen, en kun je de keuze maken om voorlichting te gaan geven. Bij deze keuze word je gestuurd door een aantal overwegingen (zie 2.2 Anamnese en 3.4 Zorg op maat).

Naast de inhoudelijke informatie die de patiënt geeft, biedt ook de communicatie met de patiënt een aantal aandachtspunten die je kunt gebruiken om je beleid uit te stippelen.

PATIËNT

De intonatie van de patiënt en de manier waarop de patiënt zijn vragen stelt en reageert door de telefoon kunnen aanwijzingen geven in hoeverre de patiënt de voorlichting oppakt. Een patiënt die voorzichtig en aarzelend spreekt kan daarmee aangeven dat hij de uitleg nog niet helemaal begrepen heeft. Een vragende toon in de antwoorden van de patiënt kan in dezelfde richting wijzen. Als assistente kun je dan je twijfels uitspreken, bijvoorbeeld: 'Ik heb het gevoel dat u het nog niet helemaal begrepen heeft, klopt dat?'

SIGNALEN

Als de patiënt signalen blijft geven dat de voorlichting niet goed overgekomen is, is het raadzaam om een afspraak te maken voor een consult of visite.

Een ander belangrijk aandachtspunt waar je rekening mee moet houden is de vraag: 'wat snapt een patiënt?', 'wat kun je een patiënt vertellen?' Als assistente moet je steeds weer een inschatting maken welke informatie deze patiënt op dit moment nodig heeft, en welke informatie op dit moment voor deze patiënt te begrijpen is. Dit is een moeilijk punt van voorlichting geven, omdat je deze inschatting moet maken op vrij subjectieve gegevens die je van de patiënt hebt. Ook hier kun je door middel van doorvragen en actief luisteren aan werken om de vraag van de patiënt meer helder te krijgen.

Aandachtspunten vanuit de assistente 4.3

GOEDE LUISTER-HOUDING

Het gaat niet alleen om aandacht voor een goede luisterhouding bij jezelf, je zult ook goed de stappen van het voorlichtingsproces moeten volgen. Vooral het controleren of de voorlichting goed bij de patiënt overgekomen is, kan zorgen voor een goed verloop van het gesprek. Dit kun je doen door de patiënt de gegeven voorlichting zelf te laten herhalen, of in eigen woorden te laten vertellen. Je zult ook rekening moeten houden met de voorkennis van de patiënt. Het is bijvoorbeeld een heel verschil of je voorlichting geeft over een eerste opname in het ziekenhuis of de zesde opname voor deze patiënt.

Als je tijdens of kort na een voorlichtingsgesprek met een patiënt een aarzeling voelt bij jezelf kan dat ook een reden zijn om verdere actie te ondernemen (zie 5 Evaluatie).

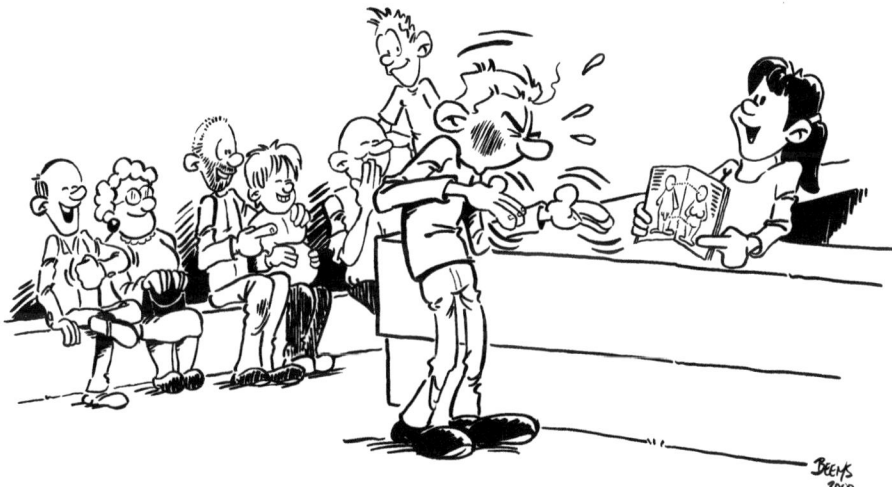

Figuur 5 Dat hoeft niet iedereen te weten...

Vragen en opdrachten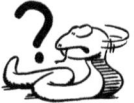

15. Welke beperkingen heeft het geven van voorlichting via de telefoon?
16. Bedenk drie praktijksituaties waarin je telefonische voorlichting kunt geven.
17. Bedenk drie praktijksituaties waarin je geen telefonische voorlichting kunt geven.
18. Wat is er in het praktijkvoorbeeld hierna van mevrouw Bruijn allemaal misgegaan met het geven van voorlichting?
19. Speel de casus van mevrouw De Graaff of mevrouw Bruijn na in een rollenspel. Wat doe je als assistente om ervoor te zorgen dat het nu wel een goed voorlichtingsgesprek wordt?

PRAKTIJKVOORBEELD

Dinsdag is mevrouw Bruijn op het spreekuur geweest met klachten over pijn bij het plassen. De huisarts heeft de diagnose blaasontsteking gesteld, en heeft mevrouw een kuur trimethoprim (Monotrim) voorgeschreven.
Woensdag belt mevrouw Bruijn ongeveer een kwartier na het telefonisch spreekuur op en wil graag de dokter spreken. De assistente reageert in eerste instantie wat verbolgen. Het telefonisch spreekuur is voorbij en de dokter is niet meer te bereiken. Het is een bovendien een drukke dag. Mevrouw Bruijn geeft aan dat ze nu ook wat misselijk is, en zich niet lekker voelt. Ze vraagt zich af of dit van de medicijnen komt, of van de blaasontsteking. De assistente zegt dat ze niet moet verwachten dat de kuur al na één dag werkt, ze moet minstens 48 uur de medicijnen innemen voor ze resultaat kan verwachten. Mevrouw Bruijn neemt genoegen met dit antwoord en het gesprek wordt beëindigd.
's Avonds belt meneer Bruijn: zijn vrouw heeft hoge koorts, kan de dokter direct komen? De dokter constateert dat mevrouw Bruijn een pyelonefritis heeft...

4.4 Conclusie

Ook bij de intake heb je te maken met voorlichting. Om diverse redenen zal het vaak niet de optimale situatie zijn voor het geven van voorlichting. Daarom moet je voorlichting aan hoge eisen voldoen, wil je ervoor zorgen dat alles bij de patiënt toch goed overkomt.

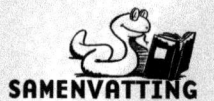

SAMENVATTING

De voorlichting bij intake heeft twee functies: het overdragen van kennis en het bereiken van een gedragsverandering. Vaak zal het telefonische voorlichting zijn. Het zijn korte momenten van contact met de patiënt en in die momenten moet je als assistente direct de juiste voorlichting weten te geven. De patiënt kan diverse signalen geven waaruit blijkt of hij jouw voorlichting al dan niet begrepen heeft. In dat korte moment van contact worden er ook hoge eisen gesteld aan jouw luisterhouding: je moet die signalen van de patiënt op kunnen pakken.

Evaluatie

HOOFDSTUK 5

Aan het eind van dit hoofdstuk weet je
- hoe je intake en voorlichting evalueert
- wat de aandachtspunten zijn bij het evalueren van intake en voorlichting
- wanneer je intake en voorlichting evalueert

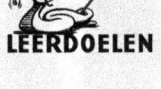

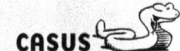

Pil vergeten
Liselotte, 17 jaar, belt naar jou als assistente dat ze gisteravond haar pil vergeten heeft. Ze heeft nadien nog gemeenschap gehad met haar vriend. Je stelt een aantal vragen (volgens de telefoonklapper van de NHG) en concludeert dat er geen risico op zwangerschap is. Je geeft Liselotte het advies om de vergeten pil alsnog in te nemen, en het gesprek wordt beëindigd. Toch blijf je met een wat onbestemd gevoel zitten, vooral omdat Liselotte bij herhaling gevraagd heeft of ze echt niet zwanger kan zijn.

Wanneer evalueren

5.1 MOMENTEN

Er zijn twee momenten waarop je kunt evalueren bij de intake en voorlichting. Het eerste moment valt direct na het patiëntencontact, het tweede moment aan het eind van een werkdag of werkperiode.
Na ieder patiëntencontact zul je jezelf af moeten vragen hoe het contact verlopen is. Het resultaat van deze evaluatie kan drieledig zijn:
- Het contact is correct verlopen, ik kan het een volgende keer op een vergelijkbare manier aanpakken.
- Het contact is niet helemaal naar wens verlopen. Deze keer hoef ik geen actie te ondernemen, maar een volgende keer kan ik het beter anders aanpakken.
- Het contact is niet goed verlopen. Ik moet actie ondernemen. Dit kan zijn de patiënt terugbellen en de fout herstellen of met een collega of de dokter overleggen.

Door jezelf aan te wennen om na ieder patiëntencontact kort even bij jezelf stil te staan en het contact te evalueren kun je het contact ook daadwerkelijk afronden. Hiermee kun je voorkomen dat de situatie steeds in je gedachten terugkomt, waardoor je verdere functioneren op dat moment of later op de dag belemmerd kan worden.
In haast iedere praktijk is er dagelijks overleg (veelal onder de koffie) tussen de assistente en de arts. Eén van de doelen van dit overleg is het evalueren van de patiëntencontacten van de assistente. Met de arts zijn er afspraken gemaakt

welke contacten je zelfstandig af mag handelen. Ook over de manier van rapporteren van deze contacten worden er afspraken gemaakt. Dit is het moment om ieder contact waar je maar enigszins over twijfelt aan de arts voor te leggen. Bedenk hierbij steeds dat intake en voorlichting ook medische handelingen zijn, waarin je zelf als assistente eindverantwoordelijkheid hebt (zie 409, *Medisch technisch handelen*, BIG-wet).

5.2 Hoe evalueren

FORMEEL

Het evalueren met de arts is een vorm van formeel en gestructureerd evalueren. Je bespreekt, volgens de gemaakte afspraken, de contacten van de afgelopen dag met de arts.

GEVOEL

Veel belangrijker is het evalueren wat je als assistente zelf doet, na ieder patiëntencontact. Hierbij sta je even stil bij het contact, en probeer je voor jezelf op een rijtje te zetten hoe dit verlopen is. Je gevoel geeft daarbij een aantal duidelijke signalen. Zeker als je bij jezelf een aarzeling bespeurt, is het goed om na te gaan waar die aarzeling vandaan komt. Komt dit omdat het verhaal van de patiënt niet helemaal duidelijk was? Heb je niet voldoende uitgevraagd bij de anamnese? Was je niet zeker van je diagnose of advies? Allemaal zaken die oorzaak kunnen zijn van je twijfel. Veel van deze signalen zul je niet concreet kunnen maken. Het kan bij een vaag en onbestemd gevoel blijven. Als je er zelf niet uitkomt kan het helpen om ook dit vage, onbestemde gevoel met de arts te delen bij het bespreken van een patiëntencontact.

GEDACHTEN VRIJ MAKEN

Door jezelf aan te wennen om zorgvuldig om te gaan met het evalueren kun je je gedachten vrij maken voor een volgende patiënt. Als de twijfel of aarzeling door blijft rommelen, dan belemmert dit je in je functioneren.

WERKOVERLEG

In het periodieke (maandelijkse) werkoverleg is er plaats om de manier van werken in de praktijk tegen het licht te houden. In sommige praktijken wordt daar een 'foutenschrift' voor gebruikt. Door een door jezelf gemaakte fout op te schrijven en op het werkoverleg te bespreken, kunnen er problemen in de organisatie van de praktijk zichtbaar gemaakt worden. Het is zeker niet de bedoeling om dan met een beschuldigende vinger te wijzen naar degene die de fout gemaakt heeft. Door het analyseren van de fout kun je leren om in een volgende situatie een dergelijke fout te voorkomen, door bijvoorbeeld de

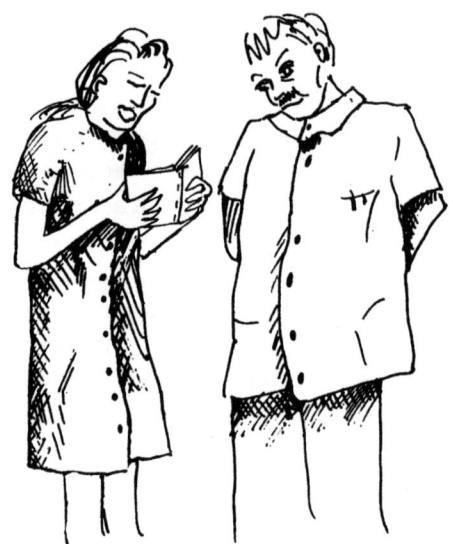

Figuur 6 Hoe ging het vandaag?

werkwijze aan te passen. Stel dat blijkt dat er bij vragen over kinderen met koorts regelmatig fouten gemaakt worden door de assistente, kun je daar op inspelen. De instructie voor de assistente is misschien niet duidelijk, de assistente kan de verkeerde vragen stellen, of de assistente bezit misschien onvoldoende kennis over kinderen met koorts. Op deze manier wordt duidelijk waar de problemen ontstaan en kun je naar oplossingen zoeken.

Vragen en opdrachten

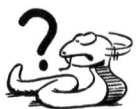

20. Beschrijf welke stappen je neemt in het evalueren van een patiëntencontact.
21. Heb je tijdens de beroepspraktijkvorming een overleg tussen arts en assistente meegemaakt? Hoe werden de patiëntencontacten van de assistente hierbij besproken? Bespreek je ervaringen met collega's.
22. Bedenk een praktijkvoorbeeld van een patiëntencontact dat je zou willen evalueren met de arts. Als voorbeeld kunnen de praktijkvoorbeelden in dit hoofdstuk dienen. Beschrijf eerst je eigen evaluatie. Speel het evaluatiegesprek met de arts na in een rollenspel.

Gaf ik wel het goede advies?
Het is half twaalf 's avonds. Dzeneta, de assistente van huisarts Davidse ligt wakker in bed. Ze kan de slaap niet vatten. Haar gedachten zijn steeds bij die moeder die vanmiddag belde. Haar kind had koorts, en wat rode vlekjes. Dzeneta heeft de moeder het advies gegeven om haar zoontje luchtig te kleden en eventueel een zetpil paracetamol te geven. In de loop van de avond kreeg ze een wat knagend gevoel. Er zal toch niet iets aan de hand zijn met dat jongetje? Want die rode vlekjes kunnen op van alles wijzen...

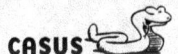

Conclusie

Evalueren heeft een tweeledig doel. Door stil te staan bij wat je gedaan hebt, kun je ten eerste de kwaliteit van je handelen verbeteren. Ten tweede kun je je aandacht pas ná het evalueren weer geheel richten op de volgende patiënt.

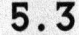

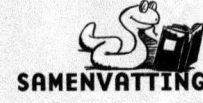

Evalueren kun je na ieder patiëntencontact en dagelijks, in het overleg met de arts. De evaluatie na het patiëntencontact geeft je de mogelijkheid om je gedachten vrij te maken voor de volgende patiënt. De dagelijkse evaluatie, meestal in overleg met de arts, geeft je de mogelijkheid om een aantal zaken waar je vragen over hebt nog eens met de arts door te nemen. In grotere praktijken, waar meerdere mensen werken, wordt er ook in het teamoverleg geëvalueerd. Deze evaluatie heeft als doel de werkwijze te verbeteren en kritisch stil te staan bij afspraken die je met elkaar gemaakt hebt.

AG 407-408 Communicatie bij intake en voorlichting

Communicatie bij intake en voorlichting AG 407-408

Zelfstandig handelen met behulp van een protocol

HOOFDSTUK 6

Aan het eind van dit hoofdstuk weet je
- hoe je onderhandelt met de patiënt
- hoe je werkt met vragenlijsten en protocollen
- hoe je grenzen bewaakt in het contact met de patiënt
- wat de voor- en nadelen zijn van het werken met protocollen

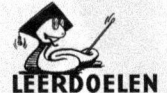
LEERDOELEN

Mag ik een recept voor een hoestdrankje?
Mevrouw Kok belt naar jou met de volgende vraag: 'Ik hoest al ongeveer een week, vooral als ik ga liggen heb ik er veel last van. Mijn man kan er niet van slapen, en ik begin ook last te krijgen van mijn stem. Hebt u een recept voor een hoestdrankje voor me?'

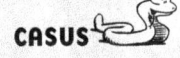
CASUS

Voorbereiding

1 Schrijf op welke vragen je nog aan mevrouw Kok wilt stellen, en welke adviezen je haar kunt geven.
2 Bestudeer de NHG-telefoonkaart 'Hoesten' (zie ook 407/408 katern 2, Hoesten). Vergelijk de werkwijze en adviezen met wat je zelf opgeschreven hebt. Zijn er overeenkomsten, zijn er verschillen? Hoe komt dat?

Werken volgens protocol

6.1 NHG-TELEFOONKAARTEN

In de praktijk wordt er steeds meer gewerkt met protocollen, vragenlijsten en andere vastgelegde afspraken. Een bekend voorbeeld hiervan in de huisartspraktijk zijn de NHG-telefoonkaarten. Naast de bestaande, door anderen gemaakte protocollen wordt er ook gewerkt met protocollen die je samen met de andere medewerkers in de praktijk zelf opstelt. Bijvoorbeeld over nieuwe taken die de assistente krijgt. In het protocol wordt dan vastgelegd wat de assistente zelfstandig mag doen, en in welke situaties ze de dokter in moet schakelen. Protocollen geven jou als assistente een duidelijk handvat, een structuur bij het handelen aan de telefoon. Door de telefoonkaarten stap voor stap te volgen, kun je een hulpvraag van de patiënt doelgericht analyseren. Hierdoor kun je ook een systematisch beleid voeren. Het wordt dan in principe onmogelijk om iets over het hoofd te zien, of om met willekeur om te gaan met vragen van de patiënt. Bij iedere patiënt word je als het ware gedwongen om op dezelfde wijze aan de slag te gaan. Het voordeel hiervan is dat je de patiënt een afgestemd advies kunt geven.

Tegelijkertijd schuilt hier ook het gevaar van het werken met telefoonkaarten, vragenlijsten en andere protocollen. Door het protocol word je in een bepaalde richting gestuurd, wat niet altijd overeen hoeft te komen met de hulpvraag van de patiënt. Ook al zijn de meeste protocollen dusdanig opgezet dat je er in alle denkbare situaties mee uit de voeten moet kunnen, toch zul je in de praktijk patiënten tegenkomen die net even anders reageren dan er in het protocol beschreven staat. Ieder mens is uniek en reageert op zijn eigen wijze op gezondheidsproblemen. Bedenk dat je steeds met een uitzondering te maken kunt hebben. Ook is het mogelijk dat je door de patiënt op het verkeerde been gezet wordt. Als de patiënt belt met klachten over heesheid en hoesten, dan kun je zowel de telefoonkaart 'hoesten' als de telefoonkaart 'heesheid' gebruiken. Het is dan de vraag welke telefoonkaart je sneller op het juiste spoor zal zetten.

UITZONDERING

Een ander gevaar is dat je je aandacht meer richt op het protocol dan op de patiënt. Je stelt een vraag aan de patiënt en bent al bezig met na te denken over je volgende vraag. Hierdoor kun je niet goed luisteren naar het antwoord van de patiënt en kan belangrijke informatie verloren gaan.

6.2 Onderhandelen met de patiënt

In veel situaties zul je ervaren dat hetgeen jij als assistente wilt, niet overeenkomt met de wens van de patiënt. Als ze naar de praktijk bellen hebben veel patiënten al een mogelijke oplossing voor zichzelf bedacht. Als jij dan met een andere oplossing komt, kan dat tot een conflict met de patiënt leiden. In deze gevallen zul je met de patiënt in onderhandeling moeten gaan om tot een voor beiden aanvaardbare oplossing te komen. In de meeste gevallen zal de patiënt meer willen dan jij voorstelt of kunt geven. De patiënt wil een recept, een afspraak voor het spreekuur of dat de huisarts even langs komt. Jij vindt, al dan niet aan de hand van een protocol, dat dit (nog) niet nodig is. Door de patiënt uit te leggen waarom jij voor een andere mening kiest, kun je de patiënt overtuigen eerst jouw advies op te volgen. Het is vaak ook een hele geruststelling voor de patiënt om te horen dat, als jouw advies niet helpt, je daarna wel meer te bieden hebt. Zo kun je iemand met een beginnende griep adviseren eerst 'gewoon' uit te zieken. Als na een week de klachten nog niet over zijn, dan is een afspraak met de arts op zijn plaats.

AANVAARDBARE OPLOSSING

Een patiënt die belt en slaaptabletten wil hebben, kun je geen recept geven. Hiervoor is een bezoek aan de arts nodig. Als de patiënt geen afspraak wil maken voor het spreekuur, kun je adviseren om een homeopathisch middel te proberen, wat wel vrij verkrijgbaar is. De patiënt kan toch wat doen aan de slaapproblemen, en een bezoek aan de arts is (nog) niet nodig.

BAGATELLISEREN

Een bijzondere groep zijn de patiënten die hun probleem bagatelliseren. Mevrouw Verheule meldt terloops dat ze klachten heeft die kunnen wijzen op baarmoederhalskanker (een beetje bloedverlies na de gemeenschap) en vindt het niet nodig om hiervoor naar de arts te komen. Door duidelijk te laten merken dat je de problemen van mevrouw Verheule serieus neemt, en erop wijst dat de arts het ook belangrijk vindt om dergelijke klachten serieus te nemen kun je proberen haar ervan te overtuigen dat een bezoek aan de arts nodig is. Als assistente kun je het dan wel erg lastig krijgen, want je hebt een vermoeden over de diagnose die je niet uit kunt spreken. Terwijl het uitspreken van jouw vermoeden waarschijnlijk het sterkste argument zal zijn om deze vrouw ertoe te brengen een afspraak voor het spreekuur te maken. Kom je er in deze situaties niet uit, dring dan niet te veel aan, en zeg dat je zult overleggen met de arts.

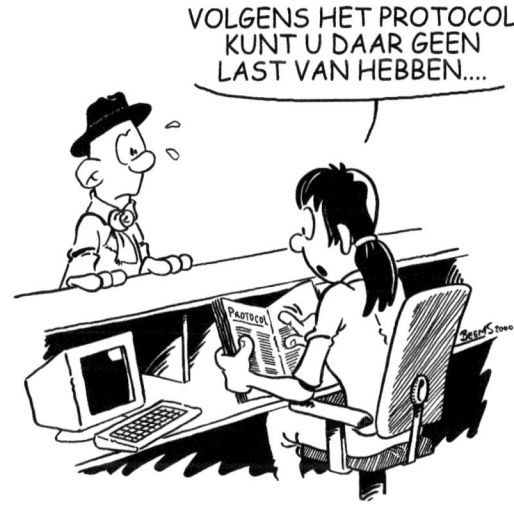

Figuur 7 Hoe heilig is een protocol?

Grenzen aangeven

6.3

In de vorige paragraaf zijn we geëindigd met een grens waar je als assistente tegenaan kunt lopen. Je wilt informatie geven, maar dat ligt buiten jouw competentie als assistente. Bedenk steeds waar jouw taak eindigt en waar de taak van de arts begint. Hier heb je met de arts afspraken over gemaakt, afspraken die soms ook bij de patiënten bekend zijn. In de praktijkfolder kan vermeld staan welke taken bij de assistente liggen. In de praktijk zul je steeds weer zien dat de patiënt probeert om deze grenzen te verleggen. De patiënt probeert toch iets van jou gedaan te krijgen waarvoor hij bij de arts moet zijn. Door je consequent aan de gemaakte afspraken te houden creëer je duidelijkheid voor de patiënten. Dit heeft meestal geen effect op korte termijn (het conflict met déze patiënt is niet opgelost) maar heeft wel effect op langere termijn (de patiënten leren dat er niet aan de afspraken valt te tornen).

GRENZEN VERLEGGEN

Ook naar de andere kant toe kun je tegen je grens aan lopen. Patiënten accepteren het nog niet altijd dat de assistente zelf ook zaken af kan handelen. Je hebt je uiterste best gedaan de patiënt zo goed mogelijk te helpen, en dan vraagt hij bijvoorbeeld: 'Mag ik dan nu de arts even?' Je kunt dan nog uitleggen dat de arts echt precies hetzelfde zal vertellen als jij net gedaan hebt. Is de patiënt niet te overtuigen, dan schakel je de arts in. Door eerst zelf even met de arts te overleggen en de situatie uit te leggen, kan de arts jou in deze situatie ook steunen. De patiënt ziet dan dat er geen verschil is tussen jouw advies en dat van de arts. Ook dit heeft op korte termijn geen effect, maar op langere termijn zullen steeds meer patiënten jouw advies naar waarde gaan schatten.

ACCEPTEREN

Vragen en opdrachten

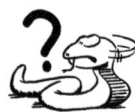

23. We hebben een aantal problemen beschreven in het omgaan met de patiënt in situaties waarin jij als assistente zelfstandig handelt. Ga voor jezelf eens na welke problemen er nog meer op kunnen treden.
    Bespreek dit in kleine groepjes. Hoe kun je met deze problemen omgaan?
24. Probeer je in te leven in de situatie van mevrouw Verheule. Waarom vind je het nu niet nodig een bezoek aan de arts te brengen?
25. Ga voor jezelf na hoe je mevrouw Verheule kunt overtuigen een bezoek te brengen aan de arts.
26. Speel het voorbeeld van mevrouw Verheule uit in een praktijksituatie.

6.4 Conclusie

Het zelfstandig handelen van de assistente is steeds meer in protocollen en afspraken vastgelegd. Toch zul je er steeds weer mee te maken krijgen dat de patiënten op allerlei manieren proberen om de grenzen die daarmee aan je handelen zijn gesteld te verleggen.

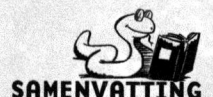

De NHG-telefoonkaarten zijn de bekendste protocollen uit de huisartspraktijk. Deze zijn bruikbaar in bijna alle situaties. Toch blijft het mogelijk dat die ene, unieke patiënt net iets anders reageert dan op de telefoonkaart staat. Ook zie je nogal eens dat de patiënt iets anders wil dan dat jij hem wilt bieden. Door met de patiënt in onderhandeling te gaan kun je meestal wel tot een aanvaardbare oplossing komen. Soms, omdat de patiënt jouw beleid niet accepteert, kun je er niet onderuit om de arts in te schakelen.

Communicatie bij intake en voorlichting AG 407-408

De patiënt met chronische aandoeningen

HOOFDSTUK 7

Aan het eind van dit hoofdstuk weet je
- hoe je patiëntgericht werkt tijdens de begeleiding van chronisch zieken
- hoe je adequaat reageert op verschillende emotionele signalen
- hoe je grenzen aangeeft tijdens de begeleiding
- wat de verschillende reacties van chronische patiënten op aandoeningen kunnen zijn
- hoe je (groeps)voorlichting geeft

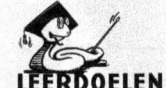

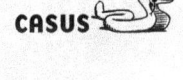

Bloeddruk te hoog

De heer Mehmet komt trouw elke drie maanden naar de groepspraktijk in zijn dorp. Zijn bloeddruk wordt dan gecontroleerd. De assistente heeft een eigen spreekuur op dinsdagmiddag. In de wachtkamer ontmoet de heer Mehmet vaak een aantal dezelfde patiënten die ook voor bloeddrukcontrole bij de assistente moeten zijn.

De assistente kent de heer Mehmet goed. Zij informeert naar zijn gezondheid en meet de bloeddruk. Vandaag ziet ze dat de bloeddruk te hoog is en ze overlegt met de huisarts. Deze adviseert om de medicatie van de heer Mehmet tijdelijk te verhogen en hij wil hem volgende week op het spreekuur zien.

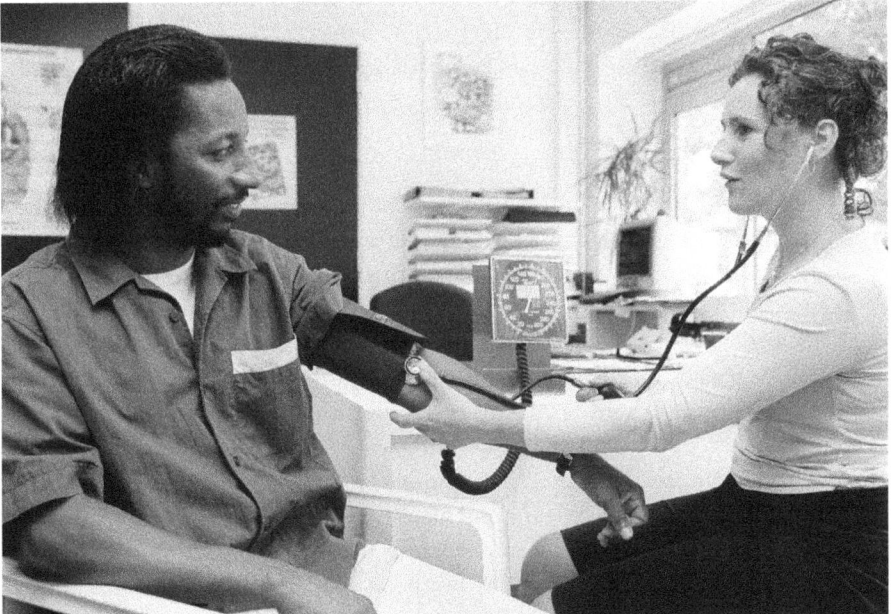

Figuur 8 Een trouwe klant voor bloeddrukcontrole.

Voorbereiding

Ga eens voor jezelf na op welke wijze jij omgaat met een vraag om hulp. Hoewel elke hulpvraag anders is, kan het zijn dat er een patroon is in de wijze waarop je je inzet voor de ander. Het doel van deze vraag is, dat je voor jezelf ontdekt in welke mate je de neiging hebt de verantwoordelijkheid over te nemen van de ander. En in welke mate je de verantwoordelijkheid bij de hulpvrager kunt laten. Zoek naar concrete voorbeelden van hulpvragen en hoe je daarop ingegaan bent. Dit verduidelijkt het antwoord.

7.1 Chronische patiënten

Patiënten met chronische aandoeningen zullen zich om verschillende redenen regelmatig melden bij de doktersassistente. Het kan gaan om controles (bijvoorbeeld een keer per drie maanden) van diabetes mellitus en hypertensie. De assistente meet hoe hoog de bloeddruk of de bloedsuikerspiegel is en vervolgens registreert zij deze metingen.
Een chronische patiënt kan zich ook melden voor de medicatie die gebruikt wordt (bijvoorbeeld bij astma) of om verwijskaarten te halen (bijvoorbeeld voor de dermatoloog bij patiënten met huidziekten).
Ook zal de assistente of de huisarts regelmatig vragen beantwoorden die betrekking hebben op de chronische aandoening of hier gerichte voorlichting over geven.

7.2 Elk nieuw gesprek is een intakegesprek

Ondanks het feit dat een chronische patiënt zich misschien vaker meldt dan de gemiddelde patiënt, dient de doktersassistente zich ervan bewust te zijn dat je ook met een patiënt uit deze doelgroep steeds een intakegesprek voert. In hoofdstuk 2 is aan de orde geweest dat je je tijdens een intake concentreert op de hulpvraag, dat je actief luistert en dat je rekening houdt met het feit dat elke patiënt zijn of haar ziekte op eigen wijze beleeft.
In de praktijk betekent dit dat als een patiënt zich voor de vierde keer in dezelfde week meldt, je als assistente toch goed moet luisteren naar wat de patiënt van je wil:

- als een patiënt steeds vragen stelt over de chronische aandoening, is het wellicht verstandig een uitgebreidere voorlichting te geven;
- als de patiënt steeds met verschillende klachten belt, is het kiezen van een adequaat beleid van belang;
- als een patiënt zich steeds met dezelfde feiten meldt, is het belangrijk te registreren dat de patiënt hier aandacht voor vraagt.

Van belang is onderscheid te maken tussen de inhoud van wat de patiënt vertelt en hoe deze inhoud moet worden opgevat.
Bijvoorbeeld: meneer Van Drie weet sinds drie maanden dat z'n bloeddruk te hoog is. In de weken erna belt hij met allerlei kleine vraagjes. Hij beëindigt het telefoongesprek steevast met de mededeling dat hij zich maar niet inspant, in verband met z'n bloeddruk. Tijdens het laatste gesprek met meneer Van Drie

stelt de assistente zich actief luisterend op. Ze vraagt of hij bang is om zich in te spannen. Na een aarzeling bevestigt meneer Van Drie dit, want hij is bang voor een hartaanval. De assistente neemt de tijd om uitgebreid voorlichting te geven over de hoge bloeddruk en wat de heer Van Drie hiermee wel en niet mag. Ze beëindigt het gesprek met te zeggen dat de heer Van Drie altijd mag bellen als hij vragen heeft.

Hoe reageren patiënten op hun chronische aandoening   7.3

Uit het voorgaande blijkt dat de assistente geconfronteerd wordt met een chronische patiënt die zich regelmatig meldt. Het gaat om een patiënt die nog maar net weet dat hij een chronische aandoening heeft en die zich er onzeker over voelt hoe hiermee om te gaan.

- Als een patiënt goed omgaat met de chronische aandoening, meldt hij of zij zich waarschijnlijk slechts bij de afgesproken controles, houdt hij zich aan de voorschriften en werkt mee aan de behandelingen. Je kunt stellen dat de patiënt de aandoening heeft geaccepteerd.   **GEACCEPTEERD**
- Niet alle chronische patiënten zijn zo. Denk bijvoorbeeld eens aan een patiënt die ontkent dat hij of zij een chronische ziekte heeft. Aandacht voor de ziekte vragen vindt de persoon niet nodig, er rekening mee houden al helemaal niet. Bijvoorbeeld mevrouw Steenbergen die diabetes heeft, haar controleafspraken steeds vergeet en het snoepen niet kan laten.
- Er zijn ook patiënten die zich volledig concentreren op hun rol als chronische patiënt en zich de aandacht en zorg die dat met zich meebrengt, laten welgevallen.   **CONCENTREREN**

Begeleiding en verantwoordelijkheid van de patiënt   7.4

Zoals je zult begrijpen zal het begeleiden van een chronische patiënt die ontkent hoe ernstig de aandoening is, een andere vaardigheid vragen dan een chronische patiënt die de aandoening geaccepteerd heeft. Of de begeleiding van een patiënt die je aandacht claimt.
Belangrijk tijdens de begeleiding van chronische patiënten blijft het actief luisteren. De beste manier om met actief luisteren te beginnen, is in te gaan op de emoties die doorklinken in het verhaal van de patiënt of op onderliggende suggesties in te gaan. ('Vindt u het vervelend dat ik zoveel vragen stel?' 'Bent u ongerust over uw bloeddruk?' 'Zoudt u de controle maar het liefst overslaan?').
Door actief te luisteren kun je erachter komen hoe het met de patiënt gaat. Vervolgens ga je een keuze maken wat je met deze informatie doet. Als je registreert dat een chronische patiënt zich afhankelijk van je opstelt en jou dingen laat regelen die de patiënt zelf ook kan regelen, kun je ervoor kiezen de verantwoordelijkheid terug te leggen bij de patiënt. Dit heeft alles met het aangeven van grenzen te maken. Het feit dat je registreert hoe het met een patiënt is, betekent niet dat je vervolgens doet wat een patiënt van je verlangt.   **GRENZEN**
Of de patiënt die ontkent dat er sprake is van een chronische aandoening die

geregeld gecontroleerd moet worden. Je registreert dat de patiënt de aandoening niet serieus neemt en dat bespreek je óf met de arts óf je bespreekt het met de patiënt. Het is niet vanzelfsprekend dat je de patiënt achterna belt over de controleafspraken. De patiënt heeft hierin zelf ook een verantwoordelijkheid. Maar het is ook niet de bedoeling dat de patiënt uit het oog verloren wordt. Welk beleid hierin gevolgd wordt, bespreek je met een leidinggevende. Er is nóg een categorie chronische patiënten die een bespreking waard zijn: de patiënt die bang is om te veel van je tijd in beslag te nemen. Bij deze groep let je erop of ze niet te veel verantwoordelijkheid op zich nemen. Ze zijn soms in staat controles over te slaan, omdat ze de assistente niet willen belasten en het eigenlijk wel goed met ze gaat.

7.5 Verantwoordelijkheid van de assistente

Bij de keuze in het soort begeleiding van de patiënt, ben je je ervan bewust dat de patiënt een eigen verantwoordelijkheid heeft. Als de patiënt die niet op zich neemt stel je je grenzen door aan te geven wat je wel, en ook wat je niet voor een patiënt doet. Hierbij houd je rekening met het beleid van het centrum, ziekenhuis of praktijk.

Behalve met de verantwoordelijkheid van de patiënt, heb je ook te maken met je eigen verantwoordelijkheden. Welke handelingen mag je verrichten en welke adviezen kun je geven? De frequentie waarmee je chronische patiënten controleert of adviseert, kan maken dat ook andere vragen en klachten aan je gepresenteerd worden. Bijvoorbeeld een chronische patiënt die tijdens één van de controles vraagt of je gelijk even naar de huiduitslag op z'n rug wilt kijken. Als assistente geef je opnieuw je grenzen aan, door de patiënt met deze klacht door te verwijzen naar de arts.

VERWIJZEN

7.6 Voorlichting geven

We hebben al gezien dat de wijze waarop chronische patiënten hun aandoening beleven, effect heeft op het soort begeleiding dat je geeft. Vervolgens heeft die ook consequenties voor de voorlichting die je geeft. Bedenk maar eens hoe moeizaam het is om voorlichting te geven aan iemand die ontkent dat hij een chronische aandoening heeft. Of wat zou er gebeuren bij een patiënt die zich concentreert op zijn chronische aandoening en vervolgens overladen wordt met voorlichting?

AFSTEMT

Belangrijk is dat je je afstemt op de patiënt en die voorlichting geeft waar een patiënt wat aan heeft. Dat kan door er rechtstreeks naar te vragen ('zal ik u daar wat over vertellen?') of je kunt wat vertellen en vervolgens let je goed op wat de patiënt met de informatie doet. De man die je halverwege je verhaal onderbreekt om te vragen hoe laat de bus gaat, zal minder geïnteresseerd zijn dan de man die nog wat vraagt naar aanleiding van je verhaal.

Groepsvoorlichting

7.7

Als je aan veel patiënten uit het centrum of de praktijk dezelfde voorlichting moet geven, is het raadzaam een groepsvoorlichtingssessie te organiseren. Je selecteert de patiënten met dezelfde chronische aandoening en geeft hun een uitnodiging voor een voorlichtingsbijeenkomst. Misschien is het in sommige gevallen ook raadzaam om patiënten van dezelfde leeftijdsgroep bij elkaar te zetten.

Ook nu stem je je af op de patiënten aan wie je voorlichting geeft.

Dat geldt voor de voorlichting zelf. Bij oudere mensen moet je bijvoorbeeld duidelijk spreken. Geef niet te veel informatie tegelijk. Als je geschreven tekst gebruikt, schrijf dan niet te klein. Voorlichting aan allochtone patiënten vraagt weer een andere aanpak, afhankelijk bijvoorbeeld van de mate waarin de patiënten Nederlands kunnen spreken en van de gewoonten die er zijn in hun land van herkomst ten aanzien van de chronische aandoening.

Het geldt ook voor de manier waarop de voorlichting wordt ontvangen. Controleer of de voorlichting begrepen is. Geef gelegenheid om vragen te stellen. Geef niet meer informatie dan nodig is. Zorg ervoor dat er folders zijn over de aandoening, die naderhand uitgedeeld kunnen worden.

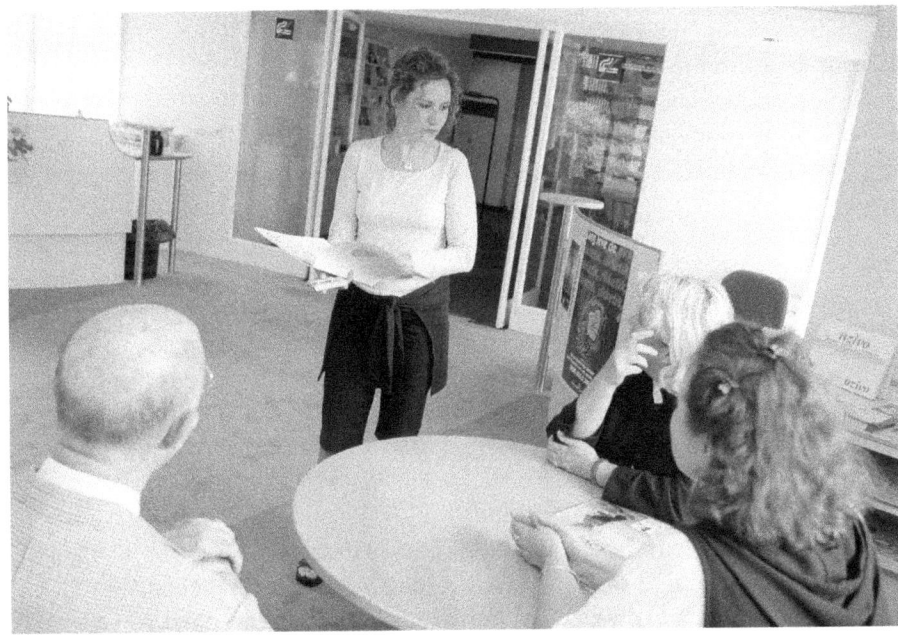

Figuur 9 Verstaat iedereen mij?

Vragen en opdrachten

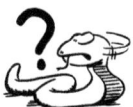

27. Benoem de verschillende soorten reacties op chronische aandoeningen.
28. Waarom is ook bij chronische patiënten elk gesprek een intakegesprek?
29. Probeer eens te omschrijven wat je doet als je de verantwoordelijkheid teruglegt bij de patiënt.
30. Bereid een voorlichtingsgesprek voor voor een patiënt met een chronische aandoening. Een klasgenoot speelt de chronische patiënt, maar kiest van tevoren een reactie, zoals je hebt opgeschreven bij vraag 28. Geef de voorlichting aan de 'patiënt', let op diens reactie en kijk of er iets verandert in je voorbereide verhaal.

PRAKTIJKVOORBEELD

Vandaag ziet assistente Mirjam van gezondheidscentrum Groenwoud weer een aantal patiënten op het diabetesspreekuur. Eén van die patiënten is mevrouw Akdogi. Haar bloedsuikerspiegel is te hoog en de assistente controleert het gewicht van mevrouw. Ze blijkt sinds de vorige controle 2,5 kilo aangekomen te zijn. Als Mirjam mevrouw naar haar dieet vraagt, reageert mevrouw Akdogi afwijzend. Mirjam haakt hierop in door te zeggen dat mevrouw Akdogi het niet leuk vindt om vragen over het dieet te beantwoorden. Mevrouw Akdogi bevestigt dit en na een gesprek blijkt, dat mevrouw Akdogi niet wil geloven dat haar gewicht van invloed is op de bloedsuikerspiegel. Mirjam legt opnieuw in begrijpelijke taal uit, wat het verband is. Vervolgens geeft ze mevrouw Akdogi een folder van de Diabetesvereniging Nederland mee en ten slotte overlegt ze met de arts of mevrouw Akdogi niet begeleid kan worden door een diëtiste. Dat kan en mevrouw Akdogi verlaat opgelucht de praktijk.

7.8 Conclusie

Elk nieuw gesprek is een intakegesprek, dat geldt dus ook voor chronische patiënten die vaker contact met de arts zullen hebben dan een niet-chronische patiënt. De wijze waarop een chronische patiënt met zijn of haar aandoening omgaat, is voor de assistente een richtlijn voor:
- welk soort begeleiding bij een patiënt past;
- welk soort voorlichting een patiënt gebruiken kan.

Bij de begeleiding hebben zowel de patiënt als de assistente verantwoordelijkheden.

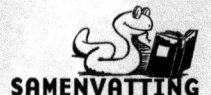
SAMENVATTING

Om verschillende redenen zullen chronische patiënten zich regelmatig melden bij een arts. Ook als chronische patiënten zich vaak melden, zal de assistente zich er steeds opnieuw van bewust moeten zijn dat het steeds een nieuw intakegesprek betreft. Door middel van actief luisteren wordt de hulpvraag duidelijk.
Chronische patiënten kunnen op verschillende manieren met hun aandoening omgaan. De aandoening kan:
- ontkend worden; de patiënt zal er geen aandacht voor willen hebben;
- geaccepteerd zijn; de patiënt werkt mee met de behandeling;
- gebruikt worden om zich de aandacht en zorg die de aandoening met zich meebrengt te laten welgevallen.

Voor de assistente is het goed te weten hoe de patiënt met de chronische aandoening omgaat. Bij de keuze van het soort begeleiding van de patiënt, is de assistente zich ervan bewust dat de patiënt een eigen verantwoordelijkheid heeft. Als de patiënt die niet op zich neemt stelt de assistente haar grenzen door aan te geven wat ze wel, maar ook wat ze niet voor een patiënt doet. Hierbij houdt ze rekening met het beleid van centrum, ziekenhuis of praktijk.
Een patiënt die tijdens de controles meer onderzoek wenst dan de assistente bevoegd is te verrichten, wordt doorverwezen naar de arts.
Tijdens het voorlichting geven richt de assistente zich op informatie waar een patiënt (of een patiëntengroep) mee uit de voeten kan. Vervolgens controleert ze of de voorlichting begrepen is.

De assistente en het eigen spreekuur en preventieve activiteiten

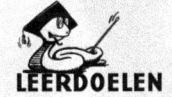

Aan het eind van dit hoofdstuk weet je
- hoe je op de juiste manier een patiënt motiveert om voor een preventief onderzoek een afspraak te maken
- hoe je patiëntgericht werkt tijdens de technische handelingen
- hoe je grenzen kunt aangeven tijdens het spreekuur
- welke keuzen je moet maken bij voorlichting geven
- wat voorlichting tijdens het eigen spreekuur inhoudt.

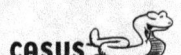

Bang voor bevolkingsonderzoek
Mevrouw Peters-de Klein heeft een oproep gekregen van de assistente om deel te nemen aan het bevolkingsonderzoek voor baarmoederhalskanker. Ze belt de assistente om door te geven dat ze van dit onderzoek afziet. Ze is inmiddels 55 jaar en de kans is zo klein dat ze kanker krijgt. De assistente legt het belang uit van het onderzoek en weet mevrouw Peters er toch van te overtuigen om een afspraak te maken voor het spreekuur van de assistente. Wanneer mevrouw Peters bij de assistente op het spreekuur is, vertelt ze dat ze heel bang is en er erg tegenop ziet om een uitstrijkje te laten maken.

Vragen en opdrachten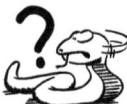

31. Noem enkele voorbeelden van ziektebeelden of preventieve activiteiten waarvoor de assistente zelfstandig spreekuur kan houden.

Het eigen spreekuur en preventieve activiteiten

8.1

AFWISSELEND

Wanneer je op je werkplek de gelegenheid krijgt om eigen spreekuren te organiseren, zal je werk afwisselend worden. Naast de technische handelingen zoals het maken van een uitstrijkje, het aanstippen van wratten, bloeddruk meten en dergelijke worden je patiëntencontacten enorm uitgebreid. Je komt

dichter bij de patiënten te staan. De patiënten gaan jou beter leren kennen.
Er is verschil tussen spreekuur voor chronische patiënten en spreekuur voor preventieve activiteiten. Het spreekuur voor de chronische patiënt is aan bod geweest in hoofdstuk 7. In dit hoofdstuk wordt dieper ingegaan op de preventieve activiteiten zoals het bevolkingsonderzoek voor baarmoederhalskanker en het verwijderen van wratten.

Het is belangrijk dat er op de praktijk schriftelijke protocollen zijn waarin wordt vermeld hoe een spreekuur voor de assistente eruit moet zien. Bestudeer 407/408, medische katern 4.

Wanneer je werkzaam bent als assistente op de Bedrijfsgeneeskundige Dienst (BGD) of Gemeenschappelijke gezondheidsdienst (GGD) zul je ook eigen spreekuren verrichten. De werkzaamheden bestaan dan uit wegen, ogen testen, audiogrammen maken, tensie meten, urine onderzoeken, cardiogrammen maken en longfunctie bepalen, Mantoux-reacties verzorgen, tbc-onderzoek regelen en injecties geven.

VOORLICHTING GEVEN

Als assistente kun je een rol spelen bij het voorlichting geven aan de werknemers die op de BGD komen. Dit omdat je tijdens de periodieke keuringen veel contact zult hebben met de werknemers. Je moet je dus wel op de hoogte stellen van de werkomstandigheden en de gezondheidsrisico's in de verschillende bedrijven en instellingen en van de adviezen die eventueel kunnen worden gegeven.

8.2 Voorbereiding van een eigen spreekuur

JOUW TAAK

Tijdens de voorbereiding van een eigen spreekuur moet je je ervan bewust zijn wat jouw taak is en wat je van de patiënten verwacht. Wanneer patiënten op het wrattenspreekuur komen, hebben zij een aandoening waar ze last van hebben. Deze patiënten hoeven meestal niet gemotiveerd te worden om naar dit spreekuur te komen. Bij vrouwen die uitgenodigd zijn voor het bevolkingsonderzoek Baarmoederhalskanker is het anders. Deze vrouwen zijn niet ziek, maar worden gevraagd om mee te doen aan een preventieonderzoek. Door middel van een uitstrijkje kan baarmoederhalskanker worden opgespoord.

MOTIVEREN

Voor jou, de assistente, is het een belangrijke taak om de vrouwen te motiveren om aan dit preventieonderzoek mee te doen. Vrouwen die een uitnodiging hebben gekregen bellen naar de assistente om een afspraak te maken. Vrouwen die niet hebben gereageerd op de oproep krijgen na een bepaalde tijd een herinneringsoproep of ze alsnog willen reageren. Er wordt gevraagd aan de vrouwen of ze ook willen doorgeven wanneer ze niet willen meedoen aan het onderzoek. Wanneer vrouwen hiervoor bellen moet je proberen om de vrouw ervan te overtuigen om mee te doen aan het onderzoek. Je zou kunnen vragen: 'weet u wat een uitstrijkje inhoudt en waarom het wordt gedaan?'
Sommige patiënten zijn niet bereid erover te praten en vinden het een beladen onderwerp. Wanneer een patiënte duidelijk aangeeft dat ze er niet over wil praten respecteer dan haar standpunt en laat het erbij. Er zijn verschillende redenen waarom vrouwen in eerste instantie afzien van het laten maken van een uitstrijkje: angst voor het onderzoek, angst voor de uitslag (wat niet weet, wat niet deert), schaamte, geen tijd, angst voor inwendig onderzoek. Door vragen te stellen en duidelijke informatie te geven kun je erin slagen een vrouw ertoe te brengen om een afspraak te maken.

Het is belangrijk om schriftelijk te registreren dat een vrouw afziet van het onderzoek. Mocht er in de toekomst toch baarmoederhalskanker worden ontdekt, dan staat genoteerd dat de huisarts haar wel heeft uitgenodigd en dat de vrouw zelf heeft afgezien van deelname aan het onderzoek.

REGISTREREN

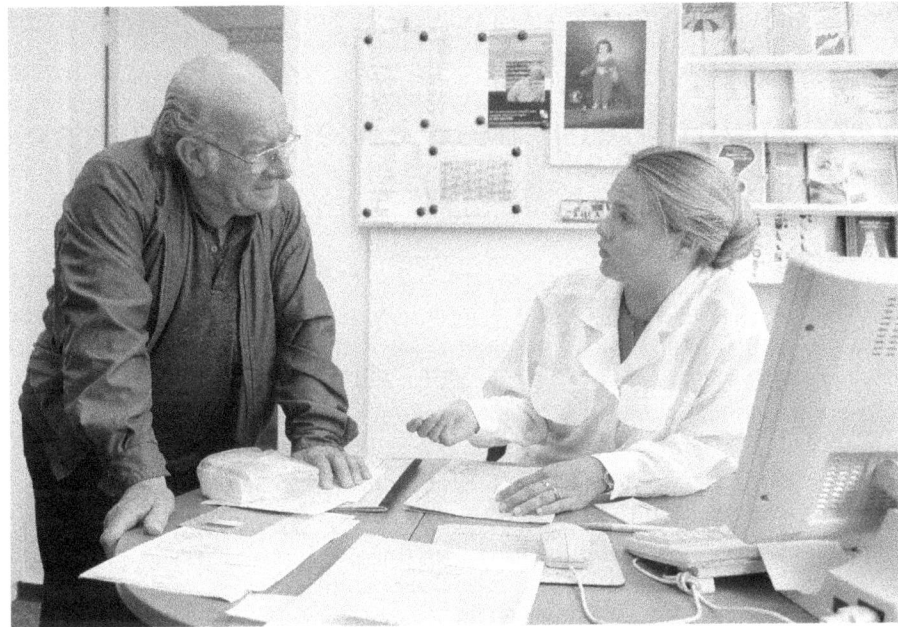

Figuur 10 Een eigen spreekuur geeft een verbreding van taken.

Keuzen maken in voorlichting

8.3

De voorlichting die je geeft tijdens je eigen spreekuur is sterk afhankelijk van de patiënt. De ene patiënt heeft behoefte aan veel informatie terwijl de andere patiënt juist gebaat is met beperkte informatie. Tijdens het maken van een uitstrijkje is het belangrijk dat je goed uitlegt wat er gaat gebeuren. Veel vrouwen zijn erg gespannen voor dit onderzoek. Probeer daarom, door te vertellen wat ze kunnen verwachten, te zorgen voor een ontspannen sfeer. Zorg ervoor dat je continu contact hebt met de vrouw door te blijven praten terwijl je het uitstrijkje maakt.

De meeste vrouwen komen zelf met vragen waar je antwoord op kunt geven: waarom het onderzoek wordt gehouden, en hoelang het duurt voordat de uitslag bekend is. Ook zullen er vragen komen over baarmoederhalskanker. Het is belangrijk dat je, voordat je begint met een eigen spreekuur op te zetten, de medische achtergronden weet wat betreft baarmoederhalskanker (zie 407/408, medisch katern 4). Wanneer je het antwoord op een vraag niet weet, geef dit dan toe. Je kunt het later aan de arts vragen en de patiënte terugbellen. Dit voorkomt dat je onjuiste voorlichting verstrekt en voorkom je dat je een vrouw zonder reden ongerust maakt. Tijdens een uitstrijkje gaat de baarmoedermond bijna altijd bloeden. Er zijn vrouwen die daar enorm van schrikken. Bedenk altijd welke patiënte je voor je hebt, wanneer je uit gaat leggen hoe het komt dat er bloed aan het kwastje zit.

De voorlichting tijdens het wrattenspreekuur bestaat voornamelijk uit uitleg hoe wratten ontstaan en hoe je kunt voorkomen dat er wratten ontstaan (zie 407/408, medisch katern 4).

BEHOEFTE AAN INFORMATIE

Tijdens een wrattenspreekuur zul je het meeste te maken krijgen met kinderen. De kinderen zijn bang, en terecht, want het aanstippen van wratten doet pijn! Leg duidelijk uit wat je gaat doen en vertel dat het aanstippen van de wratten even pijn doet. Het aanstippen van een wrat duurt 10 seconden: je moet 10 seconden lang de stikstof op de wrat drukken. Laat de kinderen meetellen tot 10. Dat leidt iets af.

8.4 Verantwoordelijkheid en eigen grenzen stellen

VAKKUNDIG GENOEG

Voordat je ermee begint een eigen spreekuur te organiseren is het belangrijk bij jezelf na te gaan of je het echt wilt en of je denkt dat je vakkundig genoeg bent om het te doen. Volg zo nodig eerst nog wat nascholing. Daarnaast is het belangrijk dat het organisatorisch goed geregeld is.
Het is niet de bedoeling dat je naast het beantwoorden van de telefoon, 'even een uitstrijkje maakt'.
Er moet een spreekkamer vrij zijn en je moet je alleen concentreren op het spreekuur. Denk hierbij aan een collega die voor je waarneemt of aan een antwoordapparaat (zie 407/408, medisch katern 4).
Je moet waken voor overbelasting. Mocht je overbelast raken, bespreek dit dan meteen met de huisarts, zodat er dingen kunnen veranderen.
Tijdens je eigen spreekuur zul je steeds je eigen grenzen stellen. Hoever ga je met het geven van voorlichting en wanneer moet de arts ingrijpen?
Wanneer je twijfelt of het gaat om een wrat of een andere aandoening, vraag de arts dan om advies. Dit geldt ook tijdens het maken van een uitstrijkje. Het komt voor dat er een poliep op de baarmoedermond zit; ga dit niet zelf afhandelen, maar raadpleeg de arts. Denk hierbij wel aan de patiënt! Zorg ervoor dat je niet ongerust overkomt, want die ongerustheid breng je over op de patiënt. Wees duidelijk en geef toe dat je uit voorzorg de arts mee laat kijken. De patiënt zal hierdoor vertrouwen in je hebben, net als de arts. Je moet als assistente geen diagnose gaan stellen. Dat valt buiten je verantwoordelijkheid.
Je zult wel moeten zorgen dat de huisarts aanwezig is op de praktijk, wanneer jij je eigen spreekuur houdt.

Vragen en opdrachten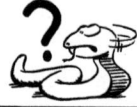

32. Noem een situatie waarin je de patiënt(e) betrekt bij het nemen van zijn of haar eigen verantwoordelijkheid wat betreft jouw eigen spreekuur.
33. Ga bij jezelf na op welke manieren je erachter kunt komen hoever je gaat bij een patiënt in het geven van voorlichting.
34. Vertel in eigen woorden wat patiëntgericht werken tijdens een technische handeling (het maken van een uitstrijkje en aanstippen van wratten) inhoudt.
35. Vraag aan de assistente van jouw huisarts of zij een eigen spreekuur houdt, zo ja, vraag dan of je haar mag interviewen. Probeer er dan zo veel mogelijk achter te komen hoe zij het opgezet heeft en hoe zij het ervaart om een eigen spreekuur te houden.
36. Informeer bij de GGD en Bedrijfsgeneeskundige dienst bij jou in de buurt, hoe de assistenten daar eigen spreekuren regelen. Vraag of je mag komen kijken.

PRAKTIJKVOORBEELD

Het is woensdagmiddag en Miranda, de assistente van dokter Pieters, is bezig met het wrattenspreekuur. De heer Kersten, een man van 68 jaar, komt samen met zijn kleinzoon Jaap. Jaap heeft enkele voetwratjes. Nadat Miranda de voetwratjes heeft aangestipt bij Jaap, vraagt meneer Kersten of Miranda een wrat op zijn voorhoofd wil aanstippen. Miranda wil dit natuurlijk wel doen, maar wanneer ze de 'wrat' ziet, twijfelt ze of het hier inderdaad om een wrat gaat. Ze vraagt aan Mijnheer Kersten hoe lang hij deze wrat al heeft. 'Een jaar ongeveer, maar de laatste maand is hij groter geworden en hij glanst, dus ik dacht laat ik hem nu toch maar laten aanstippen.'

Miranda vertelt hem dat ze even overlegt met de arts of het verstandig is om dit aan te stippen. De arts besluit, nadat hij de 'wrat' beoordeeld heeft, dat de dermatoloog ernaar moet kijken. De huisarts wil eerst zeker weten of het hier inderdaad gaat om een wrat.

Na enkele weken komt mijnheer Kersten op het spreekuur. Hij komt Miranda bedanken. De dermatoloog heeft geconstateerd dat het geen wrat maar een basale-celcarcinoom (kwaadaardig huidgezwel) is. Omdat dit gezwel langzaam groeide en er geen metastasen aanwezig zijn, is het goed te behandelen.

Conclusie

8.5

Een eigen spreekuur vraagt een deskundige assistente en stelt hoge eisen aan de praktijkorganisatie. Het kan daarom soms beter zijn af te zien van een eigen spreekuur, ook al kan een eigen spreekuur een nieuwe dimensie toevoegen aan je werk.

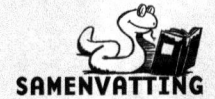

SAMENVATTING

Een eigen spreekuur kan je werk extra afwisselend maken, maar vraagt wel een goede praktijkorganisatie. De afspraken met de arts over de taakverdeling moeten goed geregeld zijn. Met name over de verantwoordelijkheden die je als assistente hebt mogen er geen twijfels zijn. Om problemen te voorkomen moet je duidelijk je eigen grenzen hierin kunnen aangeven, zowel tegenover de arts als tegenover de patiënt.

AG 407-408 Communicatie bij intake en voorlichting

Hulpvragen met een mogelijk spoedeisend karakter

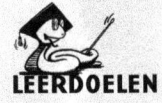

Aan het eind van dit hoofdstuk weet je
- hoe je in acute situaties omgaat met intake en voorlichting
- welke emoties in acute situaties een rol spelen

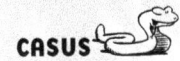

Een spoedgeval of … ?
Mevrouw Teutelink belt voor haar dochtertje Elise (3 jaar). Elise is van de trap gevallen, moeder blijft maar herhalen dat de dokter direct moet komen. Als je doorvraagt hoe het met Elise is, en wat er precies gebeurd is, krijg je niet veel meer te weten dan dat ze waarschijnlijk van bovenaf naar beneden gevallen is, en dat moeder niets bijzonders ziet, maar Elise heeft even niet gereageerd en nu ligt ze onbedaarlijk te huilen. Als je nog wat meer wilt vragen, wordt moeder boos, en eist ze dat de dokter nu direct komt, want het gaat niet goed met Elise.

Vragen en opdrachten

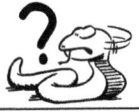

37. Probeer jezelf te verplaatsen in de situatie van een patiënt die met spoed hulp wil hebben van de dokter. Je kunt hierbij mevrouw Teutelink als voorbeeld nemen.
    Wat verwacht jij van de assistente en de dokter in deze situatie?
    Welke emoties kunnen er een rol spelen in acute situaties? Bestudeer zo nodig het hoofdstuk over emoties uit 301, omgaan met de patiënt in de beroepssituatie, nog eens door.

Emoties bij acute situaties
9.1

Bij acuut optredende stoornissen in de gezondheid zie je vaak dat de patiënt of de omstander het gevoel heeft dat als het ware de grond onder de voeten weggeslagen wordt. Hierdoor valt de basis van het 'gezonde' menselijk functioneren weg, en kunnen er allerlei emoties loskomen. Het maakt daarbij niet zo veel uit wie er belt. Het kan de patiënt zelf zijn die belt ('ik heb zo'n pijn op mijn borst'), of iemand uit de directe omgeving van de patiënt, bijvoorbeeld de partner, een ouder of een kind ('mijn moeder reageert zo raar, zo verward'). Ook iemand die geen directe relatie heeft met de patiënt of het slachtoffer kan bellen ('vlak voor mijn huis is een ongeluk gebeurd, bij een bromfietser komt bloed onder zijn helm vandaan'). Iedereen reageert op zijn eigen manier. De één kan vrij nuchter en afstandelijk reageren, een ander is sneller overmand door emoties. Er is geen algemeen beeld te geven van het soort reacties die je krijgt, laat staan in welke volgorde deze reacties voorkomen. We bespreken kort een aantal reacties die je kunt zien.

9.1.1 Angst

VLUCHTEN

Patiënten en omstanders kunnen bang worden, de situatie komt bedreigend op ze over. Ze hebben het gevoel geen invloed meer te hebben op het verloop van de situatie. Door de angst zie je vaak dat omstanders vluchten. Dit kan een letterlijk vluchten zijn, bijvoorbeeld doorrijden of doorlopen als je ziet dat er een ongeval gebeurd is. Het kan ook een vluchten in excuses zijn om maar niet te hoeven helpen: 'ik kan dat niet', 'ik kan niet tegen bloed', 'ik weet niet wat ik moet zeggen als ik 112 bel'. Een bekend voorbeeld zie je bij acute situaties op straat: je stuurt iemand weg om hulp te gaan halen/op te bellen, en die persoon bedenkt zich onderweg, loopt weg en komt niet meer terug. Patiënten kunnen bang worden als ze het gevoel krijgen dat er iets ernstigs met hen gebeurt, wat ze zelf niet in de hand hebben. Bijna iedereen weet dat pijn op de borst een ernstig teken kan zijn. Als het dan bij jezelf gebeurt, kun je daar heel bang door worden. Het overkomt je, het wordt steeds erger, en je kan er niets tegen doen.

Als doktersassistente kun je de angst vaak niet wegnemen. Dit kan meestal alleen door de ziekte of aandoening te behandelen, en ook dan zal de angst nog enige tijd kunnen blijven bestaan. Denk maar aan patiënten die een hartinfarct doorgemaakt hebben. Ze blijven vaak lang (weken tot maanden, soms zelfs langer dan een jaar) bang om weer een infarct te krijgen. Door goede uitleg en voorlichting kun je de patiënt ondersteunen in zijn angst. Wees erop bedacht dat door de angst de waarneming van patiënten gekleurd kan zijn. Vooral bij de intake kunnen jouw vragen op een andere manier geïnterpreteerd worden. Wat in het dagelijks leven als pijnlijk beschreven wordt, kan door een angstige patiënt als ondraaglijke pijn ervaren worden. Denk maar aan kinderen: de boor van de tandarts kan in de stoel beleefd worden als de klopboormachine van hun vader.

9.1.2 Woede

ONMACHT

Als mensen de situatie niet meer in de hand houden, kunnen ze dit als een gevoel van onmacht ervaren. Ze hebben geen controle meer over het geheel, het overkomt ze. Ze weten niet hoe ze op een rationele manier het gebeuren kunnen beïnvloeden, maar ze hebben wel door dat er iets moet veranderen. Dit gevoel van onmacht uit zich vaak in woede, soms zelfs in agressie. Door op een felle manier tegenover de ander (de hulpverlener) te reageren, probeert de patiënt of de omstander toch zijn gelijk te krijgen. 'Ik ga niet nog eens afwachten met mijn zieke kind, dat doe ik al de hele dag. Ik EIS dat de dokter NU komt!' Verbale agressie is vaak nog in de hand te houden door duidelijk en consequent gedrag van jezelf. Laat je niet intimideren, en stel grenzen. Jij bent degene die het beleid bepaalt, niet de patiënt. Geef duidelijke en heldere uitleg. Door jezelf zo helder op te stellen kun je voorkomen dat woede overgaat in geweld en lichamelijke agressie. Mocht dit toch gebeuren, ga dan niet het gevecht aan, maar onderbreek het gesprek. Het wil nogal eens helpen om de dokter er dan bij te halen. Vaak heeft deze door zijn functie meer overtuigingskracht dan de assistente.

OVERTUIGINGS-KRACHT

Verdriet

9.1.3

PATIËNT

Verdriet kan pas ontstaan als de patiënt of omstander de ernst van de situatie tot zich door heeft laten dringen. Hierdoor kan het gebeuren dat mensen opmerkelijk kalm of rustig reageren op acute situaties, ook al betreft het een direct betrokkene of zichzelf. Bij anderen komt het besef van de ernst al snel, en leidt dit tot verdriet, soms zelfs tot hysterisch huilen. Vaak zie je dit gebeuren als ze zelf niet meer verantwoordelijk zijn voor de situatie doordat een hulpverlener het van ze overneemt. Een vader die met zijn zoontje met ernstige brandwonden naar de praktijk komt kan opmerkelijk rustig en adequaat gehandeld hebben thuis. Zodra jij en de arts de zorg van de vader overnemen, voelt deze dat hij niet meer 'moet' handelen, en er ontstaat ruimte voor emoties zoals verdriet.

Als assistente zit je dan vaak in een lastige situatie. Je bent enerzijds nodig bij de zorg voor de patiënt, en aan de andere kant vragen de omstanders ook hulp van je. Vaak zul je de hulp aan de patiënt voorrang moeten geven. Door duidelijke instructies te geven aan de omstanders ('Ik help eerst de dokter met het verbinden van de wonden van uw zoontje, en kom daarna bij u terug') kun je duidelijkheid en rust scheppen. Wees jezelf ervan bewust dat het verdriet er mag zijn, en breng dat ook aan de ander over.

OMSTANDERS

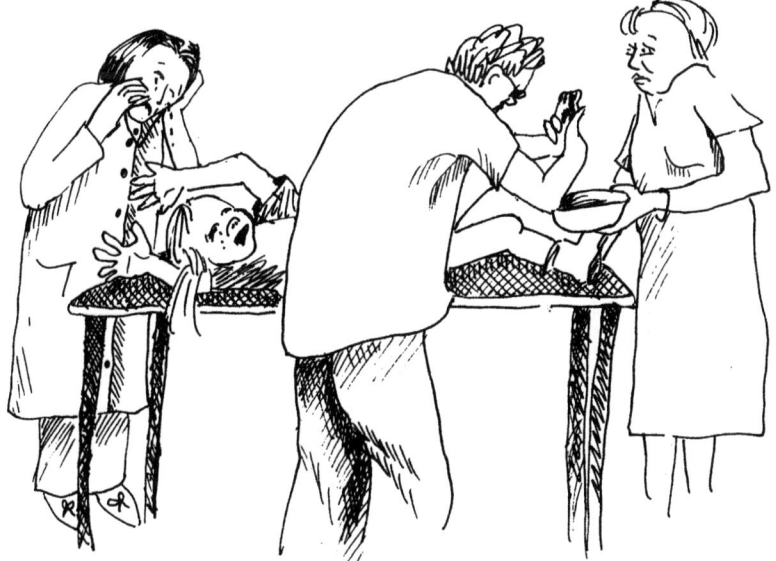

Figuur 11 Eerst de wond verzorgen, dan aandacht voor het verdriet...

Voorlichting acute situaties

9.2

Ook in acute situaties moet je voorlichting geven. Voorlichting is zo mogelijk nog belangrijker dan in 'normale' situaties. Er zullen geen uitgebreide voorlichtingsgesprekken kunnen zijn, er zal meestal behoefte zijn aan korte, heldere instructies. Stap voor stap, bij iedere handeling die je doet, kort motiveren

HELDERE INSTRUCTIES

waarom je dit doet. Ook al ontbreekt de tijd om uitleg te geven, je zult toch enige uitleg moeten geven, al is het alleen maar met de opmerking: 'nu moet ik even een aantal dingen doen, straks zal ik het uitleggen'. De situatie is dan duidelijk voor de patiënt of omstander, en dit kan agressie voorkomen. Het kan nodig zijn om hierbij zeer doortastend, soms bijna bevelen gevend op te treden. Als er na een ongeval vijf jongeren met hun uit het hoofd bloedende vriend in paniek naar de polikliniek chirurgie komen, kan het nodig zijn om vier van de vijf, of alle vijf naar de wachtkamer te sturen. Duld hierbij geen tegenspraak: 'Als ik jullie vriend ga helpen, moeten jullie in de wachtkamer blijven. Ik kom straks bij jullie terug'. In een later stadium kun je dan uitleggen waarom je ze weggestuurd hebt (bijvoorbeeld om paniek bij de patiënt te voorkomen).

HERHALEN Je zult je voorlichting ook steeds weer moeten herhalen. Denk niet: 'dat heb ik toen al gezegd', maar herhaal steeds wat je gezegd hebt. De emotioneel labiele toestand van de patiënt of omstander verhindert hen om dingen te onthouden. Geef indien mogelijk informatie op schrift mee. Geef de dochter bijvoorbeeld de naam en het telefoonnummer van het ziekenhuis waar haar zieke moeder naartoe gebracht wordt door de ambulance.

Vragen en opdrachten

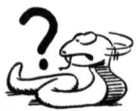

38. Bedenk een acute situatie en leef jezelf in in de patiënt. Hoe voelt die zich, welke emoties kunnen een rol spelen? Maak hier een (korte) casus van. Zo nodig kunnen de voorbeelden in de tekst een richting aangeven, maar wellicht heb je zelf ook ervaringen vanuit de beroepspraktijkvorming.
Leg deze casus voor aan een collega, en vraag deze zich in te leven in de situatie. Speel de situatie na in een rollenspel, waarbij jij de rol van de patiënt speelt.
Lukt het om je in te leven in de gevoelens van de patiënt?
Wat is de reactie van de doktersassistente, en wat voor invloed heeft dit op jouw gevoelens?

9.3 Conclusie

Acute situaties roepen emoties op bij de patiënt en bij de omstander(s). Deze emoties verstoren het 'normaal' functioneren van mensen. Je moet je met je hulpverlening dan ook niet alleen richten op de wond of aandoening, maar ook op de bijbehorende emoties.

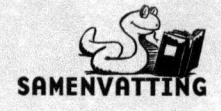

SAMENVATTING

Acute situaties kunnen het 'normale' menselijke functioneren danig op zijn kop zetten. Je kunt met emoties zoals angst, woede en verdriet te maken krijgen. Door deze emoties te herkennen bij de patiënt of de omstander(s), kun je je zorg daarop afstemmen. In acute situaties heeft de patiënt ook behoefte aan uitleg en je zult dus ook in zo'n situatie voorlichting moeten geven.

Register

actief luisteren 12
anamnese 12
angst 48
bevolkingsonderzoek 42
chronische aandoening 37
doorvragen 24
draagkracht 13
draaglast 13
eigen spreekuren 41
eigen verantwoordelijkheid 19
emoties 47
evalueren 27
foutenschrift 28
gedragsverandering 23
gesloten vragen 12
gevoel 28

intakegesprek 11
klantvriendelijk 8
NHG-telefoonkaarten 31
onmacht 48
open vragen 12
overdragen van kennis 23
periodieke keuringen 42
praktijkregels 18
protocollen 12
representatieve houding 8
subjectiviteit van de ziektebeleving 13
verantwoordelijkheid 37, 38
voorlichting 23
wrattenspreekuur 42
zorg op maat 20

GPSR Compliance
The European Union's (EU) General Product Safety Regulation (GPSR) is a set of rules that requires consumer products to be safe and our obligations to ensure this.

If you have any concerns about our products, you can contact us on

ProductSafety@springernature.com

In case Publisher is established outside the EU, the EU authorized representative is:

Springer Nature Customer Service Center GmbH
Europaplatz 3
69115 Heidelberg, Germany

www.ingramcontent.com/pod-product-compliance
Ingram Content Group UK Ltd.
Pitfield, Milton Keynes, MK11 3LW, UK
UKHW051300180426
11947UKWH00020B/1811